혈액순환 장애와
자율신경 실조증

이 도서의 국립중앙도서관 출판시도서목록(CIP)은
서지정보유통지원시스템 홈페이지(http://seoji.nl.go.kr)와
국가자료공동목록시스템(http://www.nl.go.kr/kolisnet)에서
이용하실 수 있습니다. (CIP제어번호 : CIP2014003320)

# 혈액순환 장애와 자율신경 실조증

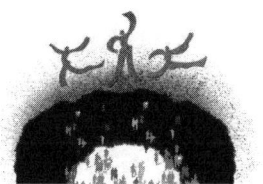

한의학 박사 김순렬 지음

## 서 문

　사람의 몸은 참으로 고장이 잘 난다. 공산품으로 따지면 불량품에 가깝다. 그래도 20대 중반까지는 인체가 성장하는 과정으로 질병이 거의 없다. 아마도 2세를 생산할 결혼 적령기까지는 하느님이 보증을 해 주나보다. 하지만, 삼십대를 넘어 사십대에 가까워지면 우리 몸의 기관이 하나둘씩 탈이 나기 시작한다.
　우리 몸도 자동차처럼 고장 난 부속을 갈아버릴 수 있다면 얼마나 좋을까? 하지만, 우리 몸은 그렇게 할 수 없다. 미우나 고우나 잘 관리하고 수리하면서 사용해야만 한다.
　흔히 질병에 걸리게 되면 사람들은 가장 먼저 두려움에 빠진다. '전에는 이런 일이 없었는데 왜, 지금, 나에게 이런 병이 생긴 걸까? 이 병이 낫지 않고 지속된다면 내 인생은 끝나는 것이 아닐까? 이 병을 고칠 수 있는 방법이 없는 것은 아닐까?' 이런 의문들에 두려워하고, 불안해하고, 우왕좌왕하게 된다. 사실은 이러한 불안감이 실제 질병의 경과보다 더 좋지 못한 결과를 낳는 경우도 많다. 그래서 질병 치료에 있어서 가장 우선해야 하는 것이 이러한 불안감을 떨쳐내는 것이다. 아무도 미래를 예측할 수 없다. 다만, 미래가 내가 생각하는 것만큼 우울하지 않다는 사실을 명심해야 할 뿐이다.

많은 환자들이 질병에 대한 두려움으로 병과 사투를 벌인다. 심지어 자신의 병을 치료하기 위해서 온 인생을 거는 환자도 있다. '이 병만 치료하고 나면 공부를 시작할 거야, 이 병만 낫고 나면 직장도 다닐 거야, 이 병만 나으면 가족을 돌볼 거야.' 이렇게 계획을 세우면서 말이다.

그런데 사람의 몸은 불량품이고 소모품이다. 한 가지 병이 낫고 나면 또 다른 병이 찾아온다. 병 고치기를 인생의 목표로 삼아서는 아무것도 할 수 없게 된다. 그래서 필자는 환자분들께 인생의 목표를 두 갈래로 설정하기를 권한다. 인생 설계와 질병 치료란 두 가지 방향으로 말이다. 병을 고치는 것과 공부, 사업, 가족 등과 같은 목표를 동시에 진행하라고 말이다. 즉, 공부는 공부대로 하고, 사업은 사업대로 진행하면서 질병을 동시에 치료하라고 권한다. 그래야 후회를 남기지 않는다.

인생, 참 어려운 것 같다. 정상에 다다랐나 싶으면 다시 고개가 나온다. 인생은 오직 앞으로만 나아가는 일직선이 아니다. 즉, 앞으로 나아가면 뒤에 과거가 남고, 또 내 앞에 미래가 펼쳐지는 그런 선형이 아니다. 인생은 회전목마와 같다. 방금 지나간 말이 좀 있으면 다시 지나간다. 하루가 저물면 저녁이 오고, 자고나면 다시 해가 떠 또다시 하루가 시작된다. 봄이 가고 여름이 가고 가을,

겨울이 지나면 다시 봄이 온다. 새로운 것은 없다. 늘 같은 일상이 반복될 뿐이다. 다만, 내가 늙어가고 있다는 사실만 **빼고** 말이다.

졸필이지만 언제나 격려를 아끼지 않고 원고를 재촉해 주는 들꽃누리 김영식 사장님 덕에 또 한 권의 책을 낼 수 있게 되었다. 매우 감사하다. 또한, 뒤에서 묵묵히 살림하면서 내조해 주는 아내 정은과 내 삶의 근원이 되어 주는 아들 재우에게 고마움과 사랑을 바친다.

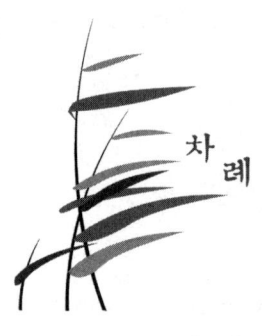

# 차례

▌ 서문 · 5

## 첫째 마당, 네 안에 잠든 건강을 깨워라    13

사람은 세포 공화국이다    15
하루를 통한 인간의 변화    18
일생을 통한 인간의 변화    21
사람은 물주머니    24
노폐물 처리    27
나의 가슴과 몸은 뜨겁다    32
인생은 열(熱)에서 한(寒)으로의 여행    35

    1. 사람의 한열 35      2. 질병의 한열 36
    3. 염증의 한열 39      4. 치료의 한열 42

각성과 휴식    46
방어 작용 1    50
방어 작용 2    54
건강과 질병    59
네트워크    64
환경과 유전자    69
스트레스    74

## 둘째 마당, 혈액순환 장애와 자율신경 실조증    79

생명이란 무엇인가?    81
생명의 구조    85
생명은 아는 것이다    88
에너지 혁명    92
미토콘드리아    96
활성산소와 항산화제    99
에너지가 필요하다    106
생명의 에너지    110
   1. 소화 111      2. 호흡 116
혈액순환이 중요하다    120
마음이 곧 뇌다    125
자율신경 실조증    133
불면증    140
우울증    145
공황장애는 에너지 부족이 원인    149
   1. 죽음의 공포 149      2. 뇌와 공황장애 151
   3. 에너지가 풍부해야 공황장애를 극복할 수 있다 152
ADHD(주의력결핍과잉행동장애)와 자율신경 실조증    155
고혈압과 당뇨    160
안면 홍조와 감정 홍조    167
안구건조증    171
두통    176
이명과 어지럼증    180
탈모    183
수족 냉증과 레이노이드 증후군 그리고 혈액순환 장애    186
다한증과 무한증    191

| | |
|---|---|
| 몸 냄새(체취)와 구취 | *194* |
| 부종은 만병의 시작 | *199* |
| 염증성 체질 | *204* |
| 생리통과 유방 질환 | *208* |
| 갱년기장애 | *213* |
| 출산과 불임 | *216* |
| 전립선염, 전립선비대증, 성 기능장애 | *219* |
| 하지불안 증후군 | *225* |
| 협심증과 스트레스성 심장병 | *228* |
| 만성피로 증후군 | *231* |
| 혈액순환과 보약 | *235* |
| 역류성 식도염과 역류성 후두염 그리고 바렛식도 | *241* |
| 만성위염, 위축성위염, 장상피화생의 치료 및 예방 | *245* |
| 급성 설사, 장염, 만성 설사, 허혈성 복통 | *249* |
| 변비 치료와 예방 | *251* |
| 복부팽만, 가스 실금, 과민성대장증후군 | *255* |
| 혈변 | *260* |
| 궤양성대장염[궤양성직장염]과 크론병의 치료와 예방 | *263* |
| 암의 예방과 치료 | *267* |

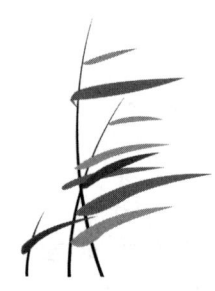

## 셋째 마당, 행동하기 *273*

질병은 불안을 먹고 자란다 *275*

고통 극한의 법칙 *278*

뇌를 경작하라 *281*

살면서 하지 말아야 할 세 가지 *286*

자율신경 조절과 혈액순환 개선을 위한 CNC 훈련법 *291*

1. 호흡법 *291*
2. 오감 자극법 *292*
3. 눈동자 운동법 *293*
4. 향기 요법(아로마테라피) *294*
5. 좋아하는 음악 듣기 *294*
6. 독서하기 *294*
7. 운동 *295*
8. 긴장을 완화시키는 혈자리 두드리기 *296*
9. 책 필사하기 *296*
10. 하면 된다는 신념 갖기 *296*
11. 엎드려 발목 잡기 *297*
12. 발목 잡고 엉덩이 들기 *297*
13. 제자리 뛰기 *297*
14. 하체 단련-스쾃(Squat) *298*
15. 천지서기 *299*
16. 바디 스캔 *300*

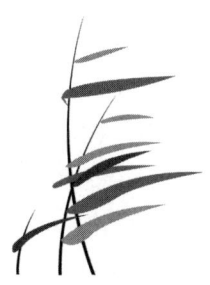

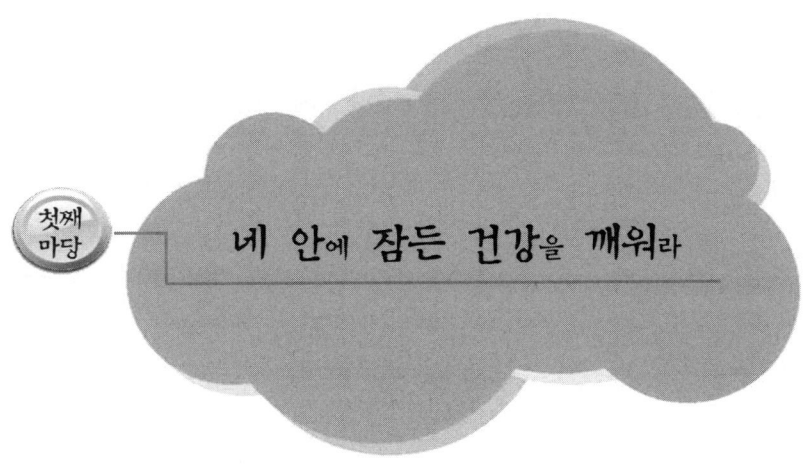

첫째 마당

# 네 안에 잠든 건강을 깨워라

아주 작은 것에서부터 아주 큰 것까지
우리를 둘러싼 모든 것이 연결되어 있다.
세포와 세포 사이의 관계,
사람과 사람 사이의 관계,
인간과 자연의 관계가
모두 거대한 그물의 한 코를 이루고 관계의 그물로 엮여 있다.
관계의 그물이 촘촘하게 연결되고
서로에게 의미가 있을 때
생명은 유지된다.

# 사람은 세포 공화국이다

사람의 몸은 약 60조 개의 세포가 모여서 하나의 생명체를 이룬 세포 공동체다. 하나의 난자와 하나의 정자가 만나 수정란이라는 또 다른 하나의 세포가 되고, 이후 엄마의 뱃속에서 열 달 동안 열심히 자라 약 3조 개의 세포 덩어리가 된다. 이렇게 태어난 새로운 생명은 끊임없는 영양 섭취, 배설 과정을 거치며 부모의 보호와 양육 속에 성인으로 자란다. 성인의 몸을 구성하고 있는 각각의 세포는 모두 특징적이며, 구별되는 개별적 역할을 한다. 뇌세포는 정보를 처리하고, 후각세포는 냄새를 맡고, 근육세포는 힘을 쓰며, 췌장의 베타세포는 인슐린을 만들고, 위장의 벽세포는 위산을 만들고, 대장의 술잔세포는 점액을 생산하고, 면역 세포는 세균이나 이물질을 잡아먹는다. 즉, 60조 개의 세포가 각자 할 일을 충실히 수행함으로써 전체로서의 인간이라는 한 개체가 탄생한다.

인간을 포함한 모든 생명의 궁극적인 목표는 개체의 증식이다. 즉, 자손을 번식하는 것이다. 모든 생명은 자손의 번식을 위해 자신의 DNA를 끊임없이 분열시키고 증식한다. 『이기적 유전자』의 저자인 리처드 도킨스(Richard Dawkins)는 인간을 단지 'DNA 수송을 위한 도구'에 비유하기도 했다. 도킨스는 "인간의 몸은 DNA를 후손에게 전달하기 위한 탈것에 불과하다"고 말한다. 결국 DNA의 불멸적 삶을 도와주기 위한 도구에 불과한 존재가 바로 인간이라는 것이다.

우리 사람도 마찬가지로 개체 증식을 위한 생식이 고유한 삶의 목표가 된다. 하나의 세포가 신생아가 되고, 그 신생아가 자라 성인이 된다. 인간의 몸은 어떤 면에서 보면 신의 축복이다. 하지만, 한없이 완벽해 보이는 인간도 늘 질병에 시달린다. 여기저기가 고장 나고 손상되면서 나이를 먹어간다. 그런데 보통은 25살을 전후해 개체 증식을 위한 결혼 적령기 즈음까지는 인체도 고장이 잘 나지 않는다. 고장이 잘 나지 않을 뿐만 아니라 오류를 수정하는 재생 능력도 뛰어나다.

하지만, 이 시기가 지나면 인간의 삶은 극적으로 변한다. 어떠한 면에서 덤으로 주어진 인생인 것처럼 보인다. 신이 보증하던 기간이 끝나고 나면 끊임없이 질병이 찾아오고, 그것을 극복해야 하는 투쟁의 시간이 된다. 물론 최종 승리는 시간의 몫이다. 혹자는 이 기간을 고행의 시기라고도 한다. 하지만, 필자는 이 시기를 행복한 '덤' 인생이라고 말하고 싶다.

자신의 고장 나고 손상되어 가는 육신을 바라보고 있는 것은 괴로운 일임에 분명하다. 하지만, 괴롭고 힘든 삶을 행복하고 즐거운 삶으로 탈바꿈시킬 수 있는 능력을 가진 것이 바로 인간이다. 인간은 단순한 세포 덩어리 그 이상이다. 덤으로 주어진 삶을 낭비하지 않고 행복한 삶으로 만들기 위한 결심과 행동은 전적으로 우리 자신에게 달려 있다. 어차피 없어질 육신을 탓하지 않고 주어진 시간을 알차게 만들 나의 선택이 필요한 것이다.

# 하루를 통한 인간의 변화

하루를 기준으로 우리 몸을 살펴보자. 새벽 공기를 가르면서 음의 기운이 최고조에 달하면 일양($^{一陽}$)이 시생($^{始生}$)함에 따라 우리는 눈을 뜨고 하루를 시작한다. 고요히 잠을 자던 인체 역시 뇌하수체의 자극으로 코티솔을 분비하고, 아드레날린을 분비하고, 갑상선호르몬을 분비하기 시작한다. 이는 인체 각 부분의 스위치를 하나하나 켜고 부팅을 시작하는 과정과도 같다. 양($^{陽}$)이 점점 쌓이면 양화기($^{에너지대사}$)는 오시($^{12시}$)를 기점으로 최고조에 달한다. 우리 몸이 각성의 상태로 돌입하는 것이다. 각성이 잘된 상태란 몸이 가벼운 상태를 이른다. 몸의 각 부분이 있는 듯 없는 듯 저절로 작동한다.

반면 이러한 오전의 양화기가 제대로 작동하지 못하고 각성의 상태에 제대로 들지 못하면 몸이 무겁게 느껴진다. 눈꺼풀의 무게가 느껴지고, 몸이 천근만근 무겁게 느껴진다. 인체가 각성 상태로 전환될 만큼의 에너지가 부족하기 때문이다. 그래서 이리저리 몸을 움직이거나 아침 식사를 하고 나면 비로소 몸의 컨디션이 회복된다. 혈액순환 덕분에 에너지가 몸 곳곳에 전달되었기 때문이다. 이마저도 힘들 때 사람들은 각성제를 찾는다. 흔히 카페인이라는 물질에 의존한다. 커피 한잔을 마시고 온몸의 세포를 깨운다. 카페인은 교감신경을 자극하고 아드레날린의 분비를 늘려 양화기를 활성화시킨다.

정오를 지나면서 인체는 음성형(물질대사)의 시간으로 달려간다. 해가 서쪽 하늘로 사라지고 나면 인체는 양화기를 통한 에너지 생산을 줄이면서 음성형의 휴식 시간을 가지려 한다. 혈액은 간으로 회귀하고, 코티솔과 아드레날린과 갑상선호르몬의 분비량은 줄어들고, 낮 동안 손상된 세포를 수리하기 위해 성장호르몬과 멜라토닌의 분비량이 늘어난다. 일반적으로 성장호르몬은 잠을 자기 시작한 후 한 시간, 그리고 잠을 깨기 한 시간 전에 가장 많은 분비를 보인다.

그러나 현대의 밤은 너무 길다. 음성형의 휴식 시간이 점점 짧아지고 있는 것이다. 낮 동안의 활동을 정리하고 쉬어야 할 오장육부는 오히려 밤이 되면 산해진미와 알코올로 채워진다. 하루를 정리하고 쉬어야 할 뇌 역시 게임, 인터넷, 텔레비전 등으로 고단하긴 매한가지다. 이로 인해 다음날의 양화기 생산을 위한 음성형의 휴식이 절대적으로 부족해지게 된다. 늦은 밤의 양화기의 항진은 각성 효과를 부추겨 불면과 신경과민의 원인이 되고, 그로 인한 교감신경의 항진은 몸을 과긴장 상태에 놓이게 하며, 부교감신경의 영역(소화기와 생식기)은 기능 저하에 빠지게 된다.

우리 몸은 하루를 통해 코티솔과 성장호르몬의 분비 순환 과정을 거쳐 양화기와 음성형의 주기를 완성하고 하루의 음양 변화를 만들어 나간다.

인간은 휴식과 각성의 반복을 통해 생명을 유지한다. 휴식이란 아무 것도 하지 않는 '필요 없는 무엇'이 아니라 '각성을 통해 무언가를 하기 위한 준비 과정'이다.

# 일생을 통한 인간의 변화

한의학 고전에 양정상박 위지신(兩精相搏爲之神)이란 말이 있다. 이는 선남선녀가 만나 새로운 생명을 낳는다는 표현이다. 2세를 만들기 위해 우리 몸은 모든 역량을 생식에 집중한다. 노화라는 것은 생각조차 할 수 없다. 청년의 몸은 사흘 밤낮을 꼬박 새우고도 하룻밤 단잠에 모든 피로가 일시에 풀린다.

우리 몸을 이루고 있는 기초 단위인 세포는 분열을 하고, 한 번씩 분열을 할 때마다 DNA의 양끝에 달린 분자 시계줄(티일로미어)의 길이가 짧아진다. 분자 시계줄의 길이가 어느 정도까지 짧아지면 그 세포는 스스로 죽는다. 이것을 노화라 부르는데, 이 때문에 생명은 유한하다고 말한다. 노인의 몸은 하룻밤만 새워도 사흘 밤낮 동안 피로가 풀리지 않는다.

보통 사람의 출산 적령기인 25살 전후까지는 세포 내에 티일로머라제라는 효소가 분비되어 티일로미어(분자 시계줄)의 손상된 부분을 수리해 준다. 하지만, 이 시기가 지나고 나면 우리 몸은 효소 분비가 멈추고 노화의 길로 접어든다. 처음 티일로머라제가 발견되었을 때, 인간이 영생을 약속 받은 듯 호들갑을 떨었다. 하지만, 자연은 그리 쉽게 인간에게 영생을 약속하지 않았다. 티일로머라제는 분명 세포의 수명을 연장시켜 주기도 하지만, 이러한 티일로머라제가 가장 왕성하게 분비되는 세포는 역설적이게도 암세포이기 때문이다.

시간이 흐르면 티일로머라제의 분비는 줄어들고 세포는 일정 회수 동안 분열을 거듭한 후 스스로 죽는다. 그래서 살아 있는 세포의 수는 줄어들고 그 자리를 결합조직(섬유와 지방)이 채우게 된다.

그런데 예외적으로 남성의 고환에서는 티일로머라제가 일생 동안 분비되면서 정자를 평생 동안 생산하는데, 남성의 경우 백 살까지도 자식을 낳을 수 있는 이유가 바로 여기에 있다. 때때로 나이 들어서도 계속 분열하는 또 다른 세포가 생기게 되는데, 암세포의 경우가 이에 해당된다. 암세포는 티일로머라제를 지속적으로 생산 분비하고, 끊임없이 분열하며 죽지 않는 세포다.

한의학에 극즉변(極則變)이라는 말이 있다. 물질의 성질이 극에 달하면 정반대의 현상이 나타난다는 말이다. 세포의 손상과 염증이 반복적으로 일어나 세포의 탈락과 재생의 주기가 빨라지면, 염색체의 이상도 잦아진다. 염색체의 이상으로 세포의 수명이 다했을 때, 자신의 죽음을 거부하는 한 세포가 생겨난다. 죽음을 거부한 한 세포는 이미 사라진 티일로머라제를 다시 생산하고 무한 분열 단계로 진입하면서 자신이 암세포임을 선포한다.

  이렇게 사람의 일생을 보면 양화기(<sup>에너지대사</sup>)로 충만한 유아에서 2세 생산을 위한 청년기를 거치면서 양화기는 점점 줄어들고 음성형(<sup>물질대사</sup>)이 늘어나는 노년의 시기로 넘어감을 알 수 있다. 이를 한열(<sup>寒熱</sup>)의 관점에서 살펴보면, 순양지체(<sup>純陽之体 : 에너지만을 가진 몸</sup>)에서 순음지체(<sup>純陰之体 : 에너지는 소멸되고 물질인 육체만 남은 몸, 즉 주검</sup>)로의 전변 과정이다.

# 사람은 물주머니

## 물순환과 혈액순환

생명체는 기본적으로 물 없이 살 수 없다. 물은 생명의 기본 요소이기 때문이다. 비 한 방울 내리지 않는 사막에도 생명은 존재한다. 어느 날 비가 내리면 쉬고 있던 생명이 다시 피어난다.

사람의 몸속을 살펴보자. 인체를 이루고 있는 각각의 세포는 모두 물과 연결되어 있다. 물과 연결되지 않은 세포는 죽은 세포와 다름이 없다. 사람의 몸은 실상 커다란 주머니에 물을 채우고 그 속에서 여러 개(약 60조 개)의 단세포가 모여 살고 있는 형상이다.

인체는 피부라는 보호막으로 덮여 있다. 피부의 가장 바깥쪽은 케라틴이란 단백질로 가득 찬 죽은 세포다. 이렇게 죽은 세포들의 두꺼운 층이 우리 몸을 감싸고 외부와 분리된 방수 주머니의 역할을 한다. 그 피부의 안쪽으로 수많은 세포들이 혈액순환을 통해 호흡하고 영양분을 흡수하고 통신하고 배설하면서 살고 있다. 혈액의 물길에서 조금이라도 벗어난 세포는 살지 못한다. 영양 공급과 배설이 막히기 때문이다.

모든 세포는 물을 차지하기 위한 경쟁을 벌인다. 각각의 세포는 상수(上水 : 원료 물질로서의 물)로서의 물을 흡수하고 산소를 마시고 단백질을 합성하고 맡은 바 대사 작용을 수행하고 이산화탄소와 하수(下水 : 찌꺼기로서의 물)로서의 물을 배설한다.

상수로서의 물은 동맥을 통해 온몸으로 전달되고 하수로서의 물은 정맥과 림프관을 통해 순환계를 돌아 간과 콩팥과 폐를 통해 분해되어 담즙(쓸개즙)으로, 소변으로 혹은 호흡을 통해 몸 밖으로 배설된다.

인간의 몸은 70퍼센트 이상이 수분으로 구성되어 있다. 갓 태어난 아이의 경우는 수분이 몸의 70퍼센트 이상을 차지한다. 하지만, 환갑이 넘어가면 수분의 양은 줄어들어 70퍼센트 이하가 된다. 이때 체내에서 물이 차지하던 자리는 지방이나 기타 결합조직(섬유 조직)으로 채워진다. 물이 부족하면 체내의 세포는 살기 힘들어진다. 나아가 온몸을 이루고 있는 인간 역시 살기 힘들어진다. 결국 물의 부족은 인간의 생명까지 위협한다.

사람의 몸속에서 물을 순환시키는 힘은 심장과 근육에서 나온다. 물순환은 물 속에 영양분을 녹여 수송하기 위함이고, 노폐물을 녹여 수송하기 위함이다. 고여 있는 물은 병을 유발하기 쉽다. 물이 고이면 부종이 되고, 고인 물에 사는 세포는 죽거나 고장을 일으킨다.

체내에서 물은 압력차에 의해 순환한다. 심장의 펌프질, 근육의 펌프질 혹은 삼투압을 통해서 각 세포의 내부와 외부를 통과하고 혹은 ATP(에너지를 저장하는 배터리 같은 물질)라는 에너지를 사용해서 움직이기도 한다. 때론 세포를 싸고 있는 원형질막을 통해 넘나들기도 하고 세포와 세포 사이, 조직과 조직 사이를 흐른다. 심장박동의 힘에 의해 물(피는 물이다. 조금 더 진할 뿐이다)은 달리기 시작한다. 대동맥을 지나 소동맥을 거치고 모세혈관을 흘러 세포 공화국의 국민을 먹여 살린다. 더불어 뇌하수체나 성선 혹은 부신 또는 세포가 만들어 낸 정보 전달 물질을 실어 나른다. 이러한 모든 과정을 마친 물은 세포 활동에서 나온 찌꺼기[이산화탄소, 수소 이온, 물(下水)]와 또 다른 정보 전달 물질을 싣고 소정맥과 대정맥을 통해 심장으로 돌아간다. 물의 일부는 림프관이라고 불리는 통로를 이용해 심장으로 돌아온다.

인간에게 물은 생명 그 자체다. 물은 흘러야 하고, 깨끗하게 유지되어야 한다. 물순환이 나빠지거나 물이 오염되면 인체는 질병의 상태로 들어간다.

# 노폐물 처리

최초의 생명은 바다에서 태어났다. 그래서 생명은 물 없이는 살 수 없다. 생명은 물을 통해 영양분을 흡수하고 물을 통해 노폐물을 배설한다. 이러한 최초의 생명체가 바다에서 생겨났을 때, 모든 영양의 흡수와 노폐물의 배출은 막을 통해 이루어졌다. 생명은 막 내부 환경과 막 외부 환경의 차이를 이용해 영양분과 노폐물의 출입이 가능했을 것이다. 하지만, 생물이 진화함에 따라 그 구조가 복잡해지고 기능이 다양해지면서 외부 환경으로서의 바다가 생명체의 내부로 들어오게 되었다.

　동물과 같은 육상 생명체는 피부를 통해 내부와 외부를 구분하고 체액이라는 바다를 가지게 되었다. 이 체액의 신선도가 생명의 건강을 좌우하게 됨에 따라 체액을 깨끗이 유지해야 할 필요가 생겼다. 그래서 생겨난 것이 필터다. 생명체는 끊임없는 체액의 순환을 통해 노폐물을 걸러냄으로써 바다를 청정하게 유지할 수 있게 된 것이다.

사람에게는 노폐물을 제거하는 네 가지 필터가 있다. 첫 번째는 '콩팥'이고 두 번째는 '간'이고 세 번째는 '임파절'이고 네 번째는 '폐'다. 이들의 작용을 좀 더 구체적으로 살펴보면 다음과 같다.

첫 번째 필터는 콩팥으로 무기질 필터다. 우리 몸속의 체액을 바다와 같은 염도로 조절하고, 바다(체액)의 압력을 조절한다. 또한, 물에 녹는 수용성 찌꺼기의 재활용과 배출을 담당한다. 체액의 농도가 바닷물과 비슷한 이유는 콩팥이 우리 몸속의 염분 농도를 태초의 생명이 바다에 살았던 환경과 비슷하게 재현하려고 하기 때문이다(사실은 바닷물이 좀 더 짜다). 또한, 체액의 양을 조절함으로써 체액의 압력을 조절한다. 콩팥의 압력 조절 여하에 따라 체액의 양이 변하고, 그에 따라 우리 몸의 혈압이 올랐다 내렸다를 반복하게 된다. 또한, 각종 미네랄 흡수와 배출을 조절하고 수소이온과 요소 배설을 조절함으로써 체내 산과 염기 농도를 조절한다.

두 번째 필터는 간으로 유기질 필터다. 간은 소화관을 통해 음식물에서 흡수한 여러 가지 영양분과 각종 이물질이 전신으로 전달되는 첫 번째 관문이다. 간에서는 소장을 통해 흡수되어 들어온 영양분을 다시 한번 살균하고 분해하고 합성한다. 간세포는 담즙을 생성한다. 간세포에서 만들어진 담즙은 간으로 흡수되는 영양분이 이동하는 반대 방향으로 흘러간다. 즉, 담즙은 간에서 생성되고 담낭에 저장된 후 십이지장으로 배출된다. 이러한 담즙의 기능은 아주 중요하다. 왜냐하면 담즙은 소장의 음식물에 작용하여 지방질의 흡수가 용이하도록 도와주기 때문이다. 또한, 지용성 비타민이나 지용성 영양물질의 흡수를 돕는다. 담즙이 충분히 분비되지 않으면 지용성 영양물질의 흡수에 장애를 초래하게 된다. 그리고 간 내에서 이루어지는 노폐물 처리에도 관여한다. 간에서 분해되거나 걸러진 지용성 노폐물이 담즙에 녹아 소장으로 버려지고 대변과 함께 체외로 배출되기 때문이다. 이렇듯 담즙의 원활한 배출은 체내 지용성 노폐물의 처리에 중요한 역할을 담당한다. 예를 들어, 음주를 자주 하여 지방간이 발생하면 담즙의 생성과 분비가 방해를 받게 되고, 그로 인해 체내에 기름 찌꺼기가 쌓이게 되고, 지용성 독소 배출이 어렵게 된다. 모든 지용성 호르몬의 합성과 분해도 간에서 이루어진다. 간은 성호르몬(남성호르몬과 여성호르몬)의 합성과 파괴에 관여하여 과잉되거나 부족하지 않도록 도와주는 역할도 한다. 남성호르몬의 합성이 원활하지 못할 경우 성욕 저하가 초래되고, 여성호르몬의 분해가 적절치 못하여 과잉되면 유방암이나 자궁암의 원인이 될 수 있다(성호르몬이 간에서 합성되는 것은 아니다. 성호르몬의 원료 물질인 콜레스테롤이 간에서 합성되어 공급된다).

세 번째 필터는 임파절이다. 체액의 순환은 동맥과 정맥에서만 이루어지는 것이 아니다. 임파선을 통한 임파액의 순환도 체액의 순환에 포함된다. 오히려 임파액이 동맥과 정맥을 통한 혈액의 양보다 4배 정도 더 많다고 하니 그 중요성을 간과할 수 없다. 소화관, 특히 소장에서 영양분을 흡수할 때 지방은 담즙에 의해 유화되어 체내로 흡수된다. 그리고 이 작은 지방 알갱이는 간으로 가지 않고 임파선을 타고 심장 쪽으로 곧바로 이동한다. 그래서 임파관의 색깔이 지방 알갱이에 의해 뿌옇게 보인다. 또한, 인체의 모든 세포는 그 생명 주기에 따라 파괴되고 새로운 세포로 교체된다고 했다. 이때 파괴된 모든 조직은 임파관의 군데군데 있는 임파절에서 백혈구의 작용을 받아 분해되고, 재활용될 수 있는 형태로 재구성된다. 또한, 세균의 침입이 있을 때에도 세균이 혈액을 따라 순환할 수 없도록 임파절에서 백혈구가 저지하고 한바탕 싸움을 벌이게 된다. 그래서 감염증이 있을 때 목이나 겨드랑이의 임파절이 부어오르게 된다. 이것은 나의 군대(백혈구)와 적(세균)이 싸우고 있음을 의미한다. 암이 발생했을 때도 마찬가지다. 이상 변형된 돌연변이 세포가 임파절에 도착하게 되면 백혈구는 이들의 순환을 저지하고 제거하려는 노력을 벌이게 된다.

  네 번째 필터는 폐다. 우리 몸을 이루고 있는 모든 세포의 대사산물 중 가장 많은 것이 이산화탄소다. 폐의 호흡에 의한 이산화탄소의 배출은 체액을 청정하게 유지하는 데 있어 그 무엇보다 중요하다. 체액 내에 이산화탄소가 많아지면 우리 몸은 산성으로 변한다. 호흡은 산소를 받아들이는 것도 중요하지만, 이산화탄소를 배출하는 것이 더 중요하다. 또한, 폐는 혈액 내의 노폐물을 청소하기도 한다. 사람이 잠을 자는 동안에도 혈액은 계속 순환한다. 하지만, 잠을 자는 동안 폐를 통과하는 혈액은 흐름이 느려진다. 이때 혈액 속에 있던 각종 노폐물이 폐포를 통해 걸러지고, 아침이 되면 가래의 형태로 배출된다. 건강한 폐를 가진 사람은 한두 뭉텅이의 가래 덩어리를 시원하게 뱉어내고, 덜 건강한 폐를 가진 사람은 좀 힘들게 가래를 뱉는다. 체내에 노폐물이 많거나 건강하지 못한 폐를 가진 사람은 구역질을 심하게 하게 된다.

　이상 우리 몸의 바다(체액)를 건강하고 청정하게 유지하기 위한 필터에 대해 알아보았다. 청정한 체액은 인체를 구성하고 있는 모든 세포에 건강한 삶을 보장해 준다. 제대로 된 필터 작용은 또한 제대로 된 혈액과 체액 순환에 의해서만 유지될 수 있다는 점을 잊지 말자.

# 나의 가슴과 몸은 뜨겁다

　나의 피는 뜨겁다. 그로 인해 혈액으로 충만한 뇌는 열정으로 타오르고, 심장은 펌프질로 고동친다.
　체내에서 열을 생산하는 곳은 주로 간장과 근육이다. 간장과 근육에서는 영양물질을 태워 열을 만들어 낸다. 그곳에서 만들어진 열을 온몸으로 보내 체온을 유지하는 것은 혈액이다. 이를 36.5도짜리 보온수가 온몸을 순환하는 과정에 비유할 수 있다. 다시 말해 보일러에서 온수를 돌려 방을 덥게 하는 것과 같다. 배관도 잘 되어 있고 온수 공급도 원활할 때 온 방은 훈훈하다. 보일러에서 가까운 아랫목은 더 따뜻하고 보일러에서 먼 윗목은 서늘하다. 사람도 마찬가지다. 일반적으로 심장에서 먼 손과 발이 먼저 식고 추위가 닥쳐오면 가장 차가워진다. 수족 냉증이 생기는 이유도 이 때문이다.

운동을 하거나 더운 물에 목욕을 하면 온몸의 혈관이 열리고 몸에서 열이 난다. 혈액 공급량과 속도가 빨라지기 때문이다. 스트레스에 의해 자율신경에 문제가 생기거나 혈관의 폐색과 같은 기계적인 장애 그리고 비위 기능의 약화에 의해서 에너지 생산량이 적어지면 혈관이 수축하고 몸은 차가워진다. 원인은 여러 가지이지만 결과는 모두 혈관의 크기가 변하여 흐르는 혈액 양이 바뀜으로 인체를 따뜻하게도 하고 차게도 하는 것이다.

생명이란 열역학 제 2법칙에 반대로 움직인다. 자연계의 에너지는 항상 엔트로피가 증가하는 쪽으로 움직인다. 즉, 무질서한 상태를 향하여 움직인다. 일반적으로는 질서와 정돈된 상태가 무질서와 혼돈의 상태를 향해 발전한다. 하지만, 생명체는 그 반대인 엔트로피가 감소되는 방향으로 움직인다. 음성형(물질대사)의 작용은 이러한 에너지를 저장 형태로, 질서를 갖춘 형태로 만들어간다. 또한, 체내의 항상성을 유지하기 위해 끊임없이 엔트로피를 감소시키려 노력한다.

이와 달리 양화기(에너지대사)는 인체의 또 다른 쪽에서 자연에 순응한다. 즉, 양화기를 통해 엔트로피를 증가시키는 것이다. 이들은 생명 활동을 유지하기 위해 순환하고 움직이고 마모되고 사유하고 산화되어 죽어간다. 흩어지는 에너지를 저장하고 재사용할 수 있는 것이 바로 생명체다. 증가하는 엔트로피를 감소시켜 시간이라는 금고 속에 수명이라는 보물로 간직하는 것이 생명체다.

이렇듯 인간은 에너지를 사용하여 생명을 영위하고 에너지를 보존하기 위해 혈액순환을 완성한다(음성형과 양화기의 관계는 상호 보완적이다. 음성형을 위해서는 양화기가 필요하고 양화기를 위해서는 음성형이 필요하다. 혼자 독립적으로 존재할 수는 없다).

# 인생은 열(熱)에서 한(寒)으로의 여행

## 1. 사람의 한열

갓 태어난 신생아를 한의학에서는 순양지체라 부른다. 양기로 가득 찬 몸이란 뜻이다. 신생아가 하는 일이라고는 먹고, 싸고, 세포수를 늘리고, 몸을 불리는 것밖에 없다. 조금 더 커서 유아기가 되면 걷고 달리고 학습한다. 이때의 아이들은 엄청난 에너지를 소모한다. 잠시도 가만있지 못하고 보는 모든 것, 소리 나는 모든 것, 느끼는 모든 것에 호기심을 보인다.

아이들은 조금만 몸에 이상이 생겨도 곧잘 열이 난다. 그래서 병원을 찾는 아이 엄마들이 공통적으로 하는 말이 있다. '아이가 열이 많아 땀을 많이 흘리고, 잘 때 이불을 덮지 않으며, 몸부림이 심하다고 한다.

아이들은 자는 동안 자란다. 자는 동안 세포분열이 왕성하게 일어나고, 이로 인해 열이 발생한다. 세포분열을 하는 동안 발생하는 열을 식히고, 체온을 조절하고, 항상성을 유지하기 위해서 아이들은 땀을 흘린다. 아이들이 분주하고 호기심이 많고 잠잘 때 땀을 흘리는 것은 지극히 정상이다. 그 이유는 세포분열이 왕성하여 열이 많이 날 수밖에 없고, 양화기(에너지대사)가 충만하기 때문이다. 아이들은 충만한 양화기(에너지대사)로 세포분열을 하고 음성형(물질대사)을 채워 간다. 부모가 해야 할 일은 단지 과열을 막아 주고 충분한 영양을 공급해 주는 것이다.

사람이 청년기를 거쳐 노년기로 접어들면 그 자신의 몸은 식어 간다. 때문에 잘 때는 꼭 이불을 덮어야 하고, 깜빡 창문이라도 열고 자면 냉기가 온몸에 퍼져 감기 기운을 느낀다. 또한, 해마다 그 해의 겨울이 유난히 더 추운 것같이 느껴진다. 군살도 늘어 가고, 기운은 예전만 못하고, 여기저기 아픈 곳이 생긴다. 양화기는 줄어들고, 그 자리를 음성형이 대신한다. 활기차게 움직이던 세포 사이에 지방이나 섬유질 같은 결합조직도 늘어난다. 몸의 유연성은 떨어지고 수분 함량은 줄어든다.

봄, 여름, 가을을 거쳐 겨울이 찾아오듯 인간의 일생도 이러한 순리에 따라 흘러간다. 그리고 마침내 에너지가 충만하던 시기를 지나고 나면 빈손으로 차가운 땅으로 돌아가게 된다(유전자의 입장에서 자손을 남겼다면 그의 생은 끝이 난 것이 아니다. 하지만, 몸뚱이(개체)는 끝이 난 것이다).

## 2. 질병의 한열

질병의 양상도 열에서 한으로 변하는 과정을 거친다. 사람이 병들었다는 것은 인체의 방어선이 무너졌다는 것을 의미한다. 한의학에 사기소주 기기필허(邪氣所湊其氣必虛)라는 말이 있다. 이는 한의학의 중요한 이론 가운데 하나로, 병이 난 곳은 반드시 정기가 부족하다는 뜻이다. 즉, 면역력이 떨어진 곳, 영양이 부족한 곳, 순환이 부족한 곳에 병이 생긴다는 말이다. 감기 바이러스는 어디에나 존재하지만 과로로 저항력이 떨어진 사람이 더 쉽게 발병하는 것과 모두 같은 음식을 먹었지만 소화기가 약한 특정한 사람만 배탈이 나는 이유를 잘 설명해 주는 말이다.

오래전 VHS 비디오가 유행한 적이 있다. 지금은 DVD도 골동품이 되었지만, 필자가 학교 다니던 시절만 해도 비디오 대여점이 골목골목 있었다. 심지어 비디오 플레이어도 대여를 할 수 있었다. 당시 비디오를 플레이하면 본 영화의 상영 전에 항상 나오던 '유해 비디오 근절 캠페인'이 기억난다. '호환 마마보다 무서운 것이 유해 비디오다'라는 캠페인이었는데, 여기서 호환과 마마는 인간을 둘러싼 생태계를 대변한다. 호환은 호랑이에게 공격을 받는다는 말이지만, 요즘 호랑이가 없으니 현대에는 맞지 않다. 하지만, 유사한 환경으로 교통사고와 자연재해를 들 수 있다. 교통사고를 당한 후 팔다리가 찢기고 내장이 드러나고 뼈가 부러지는 고통은 호환에 비하고도 남음이 있다. 두 번째는 마마인데, 바이러스와 세균의 공격은 여전히 유효하다. 즉, 인간보다 덩치가 큰 호랑이와 같은 동물 생태계의 위협과 크기가 작아서 눈에 보이지는 않지만 바이러스나 세균 같은 미생물이 인간의 삶을 위협하고 질병을 일으킬 수 있다는 이야기를 하고 있는 것이다.

겉으로 볼 때 인간이 만물의 영장으로 세상을 지배하면서 인간보다 크거나 혹은 덩치가 비슷한 생물과의 싸움에서는 완전히 승리를 거둔 듯 보인다. 즉, 인간이 뛰어난 지능과 도구의 사용으로 동물을 사냥하고 포획함으로써 덩치 큰 동물의 수가 날로 줄어만 가고 있다. 하지만, 눈에 보이지 않는 박테리아나 바이러스와의 싸움으로 전쟁터를 옮겨 보면 인간이 그 전쟁에서 제대로 승리한 적이 없음을 알 수 있다. 좋게 말해서 상호간에 위험한 균형을 이루고 있는 정도다.

혹자는 천연두가 인간이 박멸한 최초의 바이러스라고 말한다. 하지만, 여러 증거에 의하면 인간이 박멸하기 이전에 천연두는 이미 소멸되고 있었다. 예전의 흑사병이나 콜레라를 오늘날에는 흔히 볼 수 없듯이 말이다. 처음의 독성이 완화되어 인간과 공존을 모색하고 있는 바이러스와 세균의 진화도 여기에서 엿볼 수 있다.

질병의 한열($寒熱$)을 살펴보자. 외부에서 침입한 사기($^{바이러스,\ 세균,\ 외부\ 독소}$)에 의한 질병($^{외인}$) 혹은 내부에서 발생한 질병($^{내인}$)은 모두 한과 열의 변화 과정을 거친다. 반면 앞서 말한 호환은 불내외인($^{내인도\ 아니고\ 외인도\ 아님}$)의 범주에 속한다고 할 수 있다. 교통사고나 자연재해도 아주 흔한 질병의 불내외인이다. 대개의 급성질환은 모두 열증을 나타내는 반면 만성질환은 한증의 양상을 보인다. 설령 그것이 바이러스에 의한 것이든, 외상에 의한 것이든 혹은 칠정($^{스트레스}$)에 의한 것이든 정기가 살아 있는 한 인체는 질병에 저항한다. 하지만, 정기가 약해지고 방어력이 떨어지면 손상된 부위

혹은 약해진 부위를 틈타 질병이 발생하게 된다. 이때 가장 먼저 나타나는 것이 염증 반응이다.

원인을 불문하고 고장 난 곳의 세포는 염증을 일으킨다. 이 염증 반응을 해소하기 위해 급성기에는 조직의 충혈이 발생하고(<sup>혈관이 확장되고 혈액순환이 증가</sup>), 만성기에는 울혈의 병리적 현상이 나타나게 된다(<sup>혈관이 소실되고 혈액순환이 줄어든다</sup>).

인체의 저항력이 살아 있는 급성기 질환은 치열한 전투가 일어난다. 우리 몸은 외부 침입자를 물리치기 위해 엄청난 군비를 동원한다. 백혈구를 수송하기 위해 심장박동 수가 증가하고, 혈관이 자라고 확장된다. 그야말로 뜨거운 전쟁터를 만들고 격렬한 통증이 수반된다.

질환과의 싸움이 오래되면 만성기로 접어든다. 인체는 더 이상 적을 섬멸할 힘을 잃고, 외부 침입자도 더 이상 숙주를 파괴할 힘이 없다. 전쟁터는 폐허가 된 것이다. 혈관이 소실되고, 영양 공급도 줄어든다. 혈액 공급도 줄어들면서 주변은 싸늘해지고, 은근한 통증만 남는다.

### 3. 염증의 한열

급성 염증의 상태인 충혈은 혈액이 병소 부위에 집중적으로 몰리는 현상을 말한다. 인체는 자신의 몸을 보호하기 위한 방어기전을 가지고 있다. 국소 조직에 세균이 침범하여 염증 반응을 일으키거나 외상으로 국소 조직이 손상된 경우, 식이성 항원이나 호기성 항원에 의해 제 1형 면역 과민 반응이 나타나는데, 이때 인체를 공격하는 모든 적으로부터 조직을 보호하기 위해 혈액이 국소 병소 조직으로 급속히 몰려들게 된다.

일반적인 염증 반응은 모두 다음의 다섯 단계를 거치게 된다.

첫째, 손상된 조직 세포에서 염증 반응을 일으키는 화학 물질, 즉 히스타민, 브래드 키닌, 단백질 가수분해효소, 프로스타글란딘, 류코트리엔 등의 방출

둘째, 방출된 화학 물질에 의해 염증 부위로 혈류가 증가하는 홍반

셋째, 모세혈관의 투과성이 증가되고 조직액이 증가되어 모세혈관에서 다량의 혈장이 손상된 부위로 누출되어 비함요형(손으로 누른 부위가 쑥 꺼져 복구되지 않는 부종)의 부종 유발

넷째, 염증 부위로 임파구 침윤

다섯째, 며칠이나 몇 주 후 치유 과정을 도와주는 섬유 조직의 증가

요약하면, 손상된 조직의 세포막에 이상이 발생하여 국소 혈류를 증가시키는 정보 전달 물질이 방출된다. 이러한 정보 전달은 혈액의 역동적 변화를 일으키고, 국소 부위의 종창과 부종을 발생시킨다. 이 부종 부위로 백혈구의 침윤이 발생한 후 치유와 함께 섬유 조직이 증가한다는 말이다. 36.5도의 혈액이 계속적으로 공급되고 세포의 탈락과 재생이 반복되는 가운데 면역계는 체온을 높여 열을 발생시킨다. 손상된 조직은 자신을 치유하고 개체의 생

존을 위해 영양물질과 백혈구를 끌어 모은다. 바로 이 과정에서 열이 발생한다. 열은 혈액이 모인 것을 의미한다. 그래서 급성 염증의 상태에서는 열과 부종, 통증이 격렬하게 나타난다.

만성 염증은 울혈(鬱血)과 한증(寒症) 상태에 속한다. 충혈은 혈액이 병변 부위로 급격히 이동하여 손상된 조직을 신속히 탈락시키는 과정에서 열이 발생하는 것을 이르는 말이다. 울혈은 이와 정반대로, 조직에 손상이 있음에도 불구하고 자연 치유력을 발휘하기 위한 정보 전달 작용이 일어나지 않는 것을 말한다. 조직 손상을 치유하기 위해서는 혈액 공급을 통한 영양 공급이 일어나야 하고, 손상된 조직을 탈락시키기 위해서는 백혈구의 작용을 필요로 한다. 이때 영양분과 백혈구를 모으기 위해서는 혈관의 투과성을 높이고 혈액을 모으기 위한 정보 전달 물질, 즉 히스타민이나 프로스타글란딘 등의 국소 호르몬이 분비되어야 하는데, 울혈의 상태에서는 이러한 호르몬이 원활하게 분비되지 못한다. 따라서 손상된 조직이 탈락되지 못하고, 충분한 영양도 공급되지 못하는 상황에서 조직액 속에는 점점 노폐물이 쌓여가고 수소 이온의 양은 증가하며 조직과 체액이 변성된다.

수소 이온과 젖산의 양이 증가하면 통증이 발생한다. 손상된 조직은 국소 염증을 일으킨다. 그러나 혈액순환이 차단되어 있으므로 국소 부위 온도는 상승하지 않는다. 체액의 흐름은 느려지고 조직액은 돌아갈 길을 잃고 부종을 일으킨다. 이 상황을 울혈, 만성 염증의 상태, 한의 상태라고 일컫는다.

조직의 손상을 회복하기 위해서는 반드시 혈액순환이 필요하고, 혈액을 통해 조직을 복구할 영양물질과 수리를 담당할 백혈구의 공급과 교체가 이루어져야만 한다. 하지만, 만성 염증의 상태로 변한 울혈 상태의 조직은 이러한 혈액순환이 차단됨으로써 조직의 자연 치유력이 떨어지게 된다. 정상적인 조직의 복구는 어려워진 반면, 조직의 섬유화는 가속되고 섬유화가 가속됨으로써 기혈의 승강 출입에 장애가 발생한다(<sup>에너지대사와 물질대사가 방해받는다</sup>).

### 4. 치료의 한열

바이러스나 세균은 우리 몸의 정기가 허해진 틈을 타서 질병을 유발한다. 이들은 주로 면역력이 떨어졌을 때 활동한다. 기온차가 심한 곳에서 상한(<sup>傷寒 : 차가운 외부 온도에 의해 인체의 저항력이 떨어짐, 혹은 급격한 기온차에 의해 면역력이 떨어짐</sup>)을 당했거나, 극심한 과로나 스트레스로 면역력이 뚝 떨어졌을 때 폐렴 같은 질병이 발생한다. 이렇게 질병을 입체적으로 바라볼 수 있게 해 주는 것이 바로 사기소주 기기필허(<sup>邪氣所湊其氣必虛</sup>)다.

이번에는 급성 염증의 치료를 위한 한의학적 방법에 대해 살펴보자. 충혈의 상태와 급성 염증의 상태는 모두 염증과 발열 부종이라는 공통점을 지니고 있기에 서로 혼용되는 말이다. 일반적으로 한의학에서는 이를 열증, 실증이라고 변증(<sup>진단</sup>)한다. 그렇다면 이러한 상황을 해결하기 위한 치료법은 무엇일까?

열은 한으로 치료하고, 한은 열로 치료하는 것을 정치법(<sup>正治法</sup>)이라고 한다. 급성 염증의 치료는 열을 한으로 다스리는 것이다.

열을 한으로 치료하기 위해서 금은화, 연교, 황금, 황련, 황백 같은 청열지제(열을 내리는 약물, 소염제)가 선택된다.

인체 상부의 열을 내리기 위해서는 발한해표(땀을 내는 방법) 하는 방법이 이용된다. 땀은 체온을 내리기 위한 인간의 특별한 수단이기 때문이다. 땀을 내기 위해서는 마황, 갈근, 계지, 소엽 등의 약재가 사용된다.

음허(체액이 부족한 경우)한 경우에도 발열이 올 수 있다. 자음 방법은 한의학의 독특한 치료법으로, 체액을 보충하여 열의 발생을 제어하는 것이다. 지골피나 지모, 생지황, 맥문동 등의 약재 효능을 보면 소염 작용은 강하지 않으면서 세포 대사를 진정시키는 작용과 체액을 보충하는 작용이 강하다. 이들 자음하는 약물의 작용은 청열지제(해열과 소염)의 사용과는 달리 부드러워 색다른 묘미가 있을 뿐만 아니라 강력한 치료 수단이 된다.

간장의 열이나 울체가 있다면 이담(利膽 : 담즙 분비 촉진) 방법을 사용한다. 자음이나 활혈(活血 : 혈액 내의 불순물을 제거하여 혈액순환을 돕는 방법)의 치법과 이담시키는 방법은 화법(和法 : 중화시키는 것)에 속한다. 급체하거나 혹은 상한으로 상부 충혈이 심한 경우 토법(吐法 : 게우게 함)을 사용하기도 한다. 국소 부종이 심한 경우 혈액순환을 시키는 활혈제나 이뇨제가 가미된다(보통 발열 시에는 체액의 손실이 발생하므로 이뇨제 사용에 신중을 기한다). 발열과 함께 대변의 비결(秘結 : 대변 불통, 즉 변비증)이 있으면 하법(下法 : 설사를 하게 함)을 사용한다.

이렇듯 열증을 해소하는 데에도 한법, 토법, 하법, 화법이 모두 이용되고 있다. 한토하화법은 한의학적 치료법의 정수이자 체액을 조절하려는 선인들의 지혜가 담긴 귀중한 치료 도구다. 그리고 체액의 흐름과 편중, 압력, 온도를 조절하여 인체의 항상성을 조절하고 건강한 육체를 만들고자 하는 체액 조절법은 한의학적 치료법의 정수라 해도 과언이 아니다.

다음으로 만성 염증의 치료를 위한 한의학적 방법을 살펴보자. 울혈된 조직에 영양을 공급하기 위해서 가장 먼저 해야 할 일은 혈액순환을 원활하게 만들어 주는 것이다. 따라서 차가워진 조직에 뜨거운 피를 공급하여 조직 수복의 길을 터주는 것이 치료의 첫 번째 순서다. 한증에 사용되는 대부분의 약재가 온성 약재인 이유가 여기에 있다. 울혈된 조직 근육의 움직임이 둔해지면 통증이 발생하므로 울혈된 조직에 체액의 흐름을 발생시키기 위해서는 근육의 긴장을 풀어 주어야 한다. 불통즉통(不通則痛 : 막혀 있는 곳에 통증이 발생함)이라고 했다. 근육의 경직[기체(氣滯)]을 해소하기 위해 이기지제(理氣之劑 : 기의 순환을 원활하게 하는 약물)와 파혈지제(破血之劑 : 어혈을 제거하여 혈액순환을 촉진하는 약물)가 동원된다.

울혈된 조직을 복구하기 위해서는 우선 혈액순환이 살아나야 한다. 그 첫 번째 행동은 심장박동력을 증가시키는 것이다. 심장박동력, 즉 심행혈(心行血 : 심장박동에 의해 혈액순환이 시작됨)에 의해 혈액이 온몸으로 공급된다. 이러한 이유로 한증에 사용하는 열성 약재는 대부분 강심하는 효능을 가지고 있다. 육계, 건강, 부자, 마황 등이 그것이다.

혈액순환을 만들어 내기 위해서는 압력 차도 이용해야 한다. 동맥혈의 흐름을 심장이 담당한다면 정맥과 림프관을 통한 혈액의 회귀는 근육이 담당한다. 그래서 이기지제(진피, 청피, 지실, 오약, 향부자)와 파혈지제(삼릉, 봉출, 울금, 우슬)가 필요하다. 또한, 압력차를 이용하기 위해 이담지제(담즙의 배출을 원활하게 하는 약물 : 울금, 인진, 대황)와 이뇨지제(소변의 배출을 원활하게 하는 약물 : 택사, 백복령, 저령)의 사용도 필요하다. 국소 부종을 해소하기 위해서는 혈액순환이 우선적으로 이루어져야 하기 때문이다.

만성 염증의 상태에 빠진 울혈 치료는 조직 복구를 위해 어떻게 혈액을 원활히 공급해 주는가에 관건이 달려 있다. 약물을 통한 방법이든, 운동을 통한 방법이든, 온찜질이든, 온천욕을 이용하든 목표는 오직 하나, 바로 혈관 확장이자 혈액순환 촉진이다. 다만 순환을 만들어 내기 위한 방법이 그 도구를 달리할 따름이다.

살펴본 바와 같이 인간사가 열에서 한으로 전변하듯, 질병도 급성기의 열증에서 만성기의 한증으로 전변한다. 급성기의 손상이 대개 조직의 급격한 탈락으로 인한 기능 부전에 의한 것인 반면, 만성 염증의 손상은 조직의 기능 부전이 지속되어 복구와 수복이 어려워진 때문이다. 따라서 급성 염증과 만성 염증 그리고 부종의 상태를 잘 파악하여 한과 열의 경중을 읽어내는 기본을 잊지 않는다면 질병과의 싸움에서 칼날이 아닌 칼자루를 쥔 승부가 될 것이다.

# 각성과 휴식

잠을 잘 잔다는 것은 인생의 축복이다. 불면증에 시달려 본 사람만이 잠을 못자는 고통에 대해 정확히 알 수 있다. 사람은 왜 잠을 자는 것일까? 인생의 3분의 1은 잠 속에 빠져 있으니 시간이 좀 아까울 때도 있다. 하지만, 이 잠 속에 우리의 생을 건강하고 길게 지속시켜 주는 비밀이 간직되어 있다.

사람을 괴롭히는 방법 중의 하나가 잠을 재우지 않는 것이다. 이는 독재정치 시절에 민주화 운동을 하던 사람들이 흔히 당했던 고문이라고 한다. 보통 사람의 경우 하루나 이틀 밤 정도 잠을 자지 못하고 학교에 가거나 일터에 나가면 누구나 하루 종일 정신을 차리지 못하고 비몽사몽간으로 헤매게 된다. 잠은 휴식을 의미한다. 사람은 휴식을 통해 내일의 새로운 활동을 준비하기 때문이다.

최근 들어 우리 사회는 '졸고 있음'을 죄악시하는 경향이 있는 것 같다. '병든 닭 같다'느니 '집중력이 부족하다'와 같은 수식어로 졸고 있는 사람을 폄하한다. 심지어 쉬지 않고 일이나 공부를 하는 것이 마치 미덕인 양 찬양되기도 한다. '졸고 있음' 혹은 '피곤해 보임'은 휴식이 필요하다는 말이다. 졸고 있는 사람을 비난하기에 앞서 그들에게 휴식을 주어야 한다. 그들에게 휴식 후의 새로운 에너지를 선물해야 한다. 사람은 매일 죽고 매일 살아나는 각성과 휴식의 순환을 통해 새로운 생명을 이어가기 때문이다.

사람이 아침에 기상을 하게 되면 몸은 갑상선호르몬, 아드레날린, 코티솔 등과 같은 각성 호르몬을 분비한다. 밤에 잠을 자는 동안 굳었던 몸이 이 호르몬의 작용과 근육의 움직임, 혈액순환을 통해 깨어난다. 사람이 활동을 시작하고 한낮이 되면 체온이 약 0.5도 정도 상승한다. 체온 상승은 활동량이 증가하면서 혈액순환 양이 늘어나고 또 그만큼 에너지 소모가 많아짐을 의미한다. 한낮에는 기혈 소통이 원활하고 에너지 생산량도 많기 때문에 면역력도 증가한다. 그래서 사람에게 질병이 있더라도 낮에는 증상이 덜하고 통증도 덜 느끼게 된다.

반면 해가 지고 나면 인체는 낮 동안 분비 하던 각종 호르몬의 분비량을 줄이고 성장호르몬과 멜라토닌의 분비량을 늘린다. 그러면 인체의 전반적 대사량이 줄면서 체온도 약 0.5도 정도 낮아진다. 즉, 밤이 되면 대사량이 감소하고 혈액순환 양이 줄어들면서 면역력도 떨어진다. 그래서 밤 동안은 질병의 증상이 좀 더 심해지거나 통증이 증가하기도 한다.

잠은 단순히 쉬는 것이 아니다. 낮 동안 활동을 통해 손상된 조직을 수리하고 재생하는 시간이다. 뇌 과학자에 따르면 "자는 동안 사람의 뇌 속에서는 낮 동안 일어났던 일을 새로이 조직하고 기억에 담는 작업이 일어난다"고 한다. 휴식이 없다면 뇌 기능의 향상도 기대하기 어렵다. 낮이 활동을 위한 각성의 시간이라면 밤은 수리를 위한 휴식의 시간이다. 요컨대 사람은 각성과 휴식의 반복을 통해 건강하고 긴 삶을 영위해 나갈 수 있는 것이다.

휴식이 없는 삶은 사람의 정신과 몸을 모두 과열시킨다. 육체적 과열은 근육과 인대, 관절, 뼈의 소모를 가져오고 통증을 유발한다. 정신적 과로는 자율신경의 이상을 초래하고, 과흥분된 교감신경계는 몸의 여러 기관을 고갈시킨다. 과로는 더 많은 에너지를 필요로 하기 때문에 심장의 압력을 증가시킬 뿐만 아니라 혈당 또한 증가시킨다. 나아가 갑상선호르몬의 분비도 증가시키고, 아드레날린의 분비도 증가시킨다. 그 결과 지속적으로 증가된 심장의 압력은 고혈압으로 이어지고, 혈당 증가는 췌장의 인슐린 샘을 말려버린다. 갑상선호르몬의 분비는 처음에는 몸에 열을 내고 에너지 수준을 높여 주지만 이도 결국 말라버리고 몸을 싸늘하게 식혀 기능 저하증에 빠진다. 동시에 아드레날린의 분비도 줄어들고, 부신의 기능도 약해져 만성피로에 빠지게 된다. 고혈압, 당뇨병, 갑상선 질환, 만성피로, 돌연사가 모두 이에 연유한다.

암의 형성도 과열된 한 세포에서 출발한다. 지속적으로 과열된 세포는 분열이 왕성해진 후 파괴와 복구를 반복한다. 즉, 과열된 세포의 생명주기는 돌연변이를 일으켜 암화 된다. 따라서 건강한 삶은 인체의 과열을 어떻게 막을 것인가에 달려 있다 해도 과언이 아니다. 지나친 각성 상태는 인체의 과열을 초래한다. 과열을 차단하고 건강한 몸을 복구하기 위해서는 휴식이 꼭 필요하다.

# 방어 작용 1

## 면역의 두 얼굴

　면역이란 사람이 생명을 유지하기 위해 외부와 내부의 적으로부터 자신을 방어함을 말한다. 면역(免疫)의 사전적 의미는 '역을 면한다'이다. 즉, 전염병을 피해 살아남는 것이 면역인 것이다. 그 옛날 전염병이 인류의 가장 큰 적이었던 시절, 전염병에 의해 형제자매와 동네 사람을 모두 잃는 경우가 허다했던 사람들에게 전염병을 피해 살아남는다는 것은 천운과도 같았을 것이다.

　좀 더 자세히 말하자면 면역이란 주로 외부 침입자에 대한 인체의 방어를 일컫는다. 사람은 자연 환경의 일부다. 사람이 살고 있는 환경은 여러 생물이 함께 살고 있는 생태계를 이루고 있다. 햇빛(태양 에너지)을 원료로 식물이 살고 있고, 이 식물을 먹이로 여러 초식동물이 살고 있고, 초식동물을 먹이로 하는 육식동물이 살고 있다. 이들은 하늘과 땅과 바다에 모두 존재한다. 이렇게 눈에 보이는 생태계가 있는가 하면 눈에 보이지는 않지만 그보다 훨씬 규모가 큰 생태계가 또 하나 존재한다. 미생물의 세계인 세균과 바이러스의 세계가 바로 그것이다. 세균과 바이러스는 언제 어디에나 존재한다. 펄펄 끓는 용암 주변에도 존재하고, 모든 것이 얼어붙은 극지방에도 존재한다. 물론 사람의 몸에도 존재한다. 사람의 피부와 장 속, 기관지 속, 입 속이 바로 이러한 미생물의 서식처다. 사람은 이 미생물과 공존하며 살고 있다. 사람과 공존하는 미생물 중 가장 많은 수가 유산균에 속한다. 유산균은 유산을 분비하여 피부를 혹은 장내를 약산성으로 유지하고 잡균의 번식을 막아 주는 역할을 한다. 또 여러 가지 병원균도 존재하는데, 건강한 상태에서는 사람의 면역 체계와 유산균이 세력의 균형을 유지한다.

그런데 이러한 균이 체내로 들어왔을 경우 문제가 좀 달라진다. 세균은 모두 체외, 말하자면 피부나 점막의 바깥쪽에 살면서 인간과 공존해야 하는데, 이들이 이 일차 방어막을 뚫고 체내로 들어오면 이물질이 된다. 그러면 우리 몸은 경보를 울려 면역 체계가 발동하여 이들을 없애기 위해 군대를 동원한다. 이때 동원되는 군대가 바로 면역 세포다. 피부의 랑게르한스 세포, 간의 쿠퍼 세포, 비장의 대식세포와 과립구, NK 세포 등이 일차적으로 비특이적 반응(무차별적인 공격)을 보인다. 여기에 T 세포와 B 세포가 가세하면서 항체를 만들어 내거나 감염된 세포를 파괴한다(특이적 반응 : 하나의 항원에 하나의 B 세포가 일 대 일로 대응한다. 즉, B형간염 바이러스에 대한 항체를 가진 세포는 천연두 바이러스에는 전혀 반응하지 않는다). 만일 이 싸움에서 지게 되면 패혈증으로 사망하거나 또는 지루한 염증과 치유의 공방전인 만성

병으로 넘어가게 된다. 하지만, 전투에서 승리하게 되면 우리 몸은 치유가 되고, 또 면역 세포의 기억 작용에 의해 두 번째 싸움에서는 아주 쉽게 이길 수 있게 된다.

면역의 또 다른 기능은 자기 감시 기능이다. 면역 세포는 혈액을 타고 조직을 지나 림프액을 따라 돌아다닌다. 이렇게 순찰을 끊임없이 하면서 고장 난 세포나 감염된 세포를 찾아낸다.

사람의 몸은 고정불변의 것이 아니다. 생명을 다하는 날까지 계속 변한다. 각각의 세포는 수명이 있고 수명을 다한 세포는 세포자멸사라는 과정을 거쳐 죽어 없어지고 새로운 세포가 줄기세포에서 자라나 그 자리를 채운다. 피부의 수명은 2~6주, 위장 세포는 3일, 대장 세포는 7일, 적혈구는 120일 정도다. 평생 변하지 않을 것 같은 뼈도 파골세포에 의해 파괴되어 떨어져 나가고 새 뼈 세포가 조골세포에 의해 자라난다.

세포의 분열 과정은 완벽하지 않다. 분열과정 중에 종종 실수를 한다. DNA 복제 과정에서 오류가 생기게 되는 것이다. 활성산소의 공격이나 노화에 의해 혹은 세균이나 바이러스에 의해서도 DNA는 공격받을 수 있다. 하지만, 인간의 면역 세포는 고장 난 세포를 찾아내고 이들을 제거할 수 있는 능력을 지니고 있다. 누구에게나 하루에 몇 개씩의 암세포는 생겨난다. 암세포가 암이라는 질병으로 자라기 전에 파괴하는 것이 바로 이 면역 세포의 자기 감시 능력이다.

우리 몸을 구성하는 모든 세포는 한 가지 표식을 가지고 있다. 바로 '나'라는 명찰(MHC)이다. 이 명찰을 달고 있는 세포는 아군이다. 그러나 이 명찰이 오염되었거나 다른 이름이 쓰여 있으면 면역 세포는 가차 없이 그 세포를 파괴한다.

그런데 면역 세포도 간혹 실수를 한다. 면역세포가 멀쩡한 명찰을 달고 있는 자신의 세포를 공격하여 스스로 염증을 일으키는 것이다. 이를 자신의 몸을 스스로 파괴하는 질병, 즉 '자가 면역 질환'이라고 한다. 한편, 명찰을 달지 않은 세포도 있다. 명찰이 없으면 면역세포가 작용을 하지 못한다. 암세포의 일부는 면역세포의 공격을 피하기 위해 명찰을 없애버린다.

암은 주로 반복적으로 손상이 일어나는 곳에서 발생한다. 맵고 짠 음식에 의해 계속 공격을 받은 위장 세포, 담배 연기에 찌든 폐 세포, 알코올을 분해하기 위해 밤낮으로 일하는 간세포, 대변(똥)이라는 유독 물질에 매일 노출되는 대장 세포가 분열과 세포사를 거듭하다 과열되고, 과열된 세포가 분열을 거듭하다 보면 한 번의 오류(미스프린트 : DNA의 잘못된 복제, 돌연변이 세포의 형성)가 생길 수 있는데, 바로 이때 암세포가 탄생한다. 이러한 점에서 암은 더 이상 죽고 싶지 않은 세포의 반란으로 볼 수도 있다. 영원히 살고 싶은 세포의 바람은 성장호르몬을 무한정 분비하고 혈관을 만들어 영양분을 갈취하며 무한 분열 단계로 이어진다. 이것이 바로 암세포의 실체다.

우리가 보통 면역이라 하면 주로 외부 침입에 대항해 싸우는 정도만을 생각한다. 하지만, 면역 기능에는 외부 침입에 대항하는 것 못지않게 중요한 자기 감시 기능도 있음을 늘 염두에 두어야 한다.

# 방어 작용 2

## 피부와 점막

사람은 지구라는 거대한 생태계의 일원임과 동시에 30억 년 전 지구상에 생명이 최초로 태어나면서 시작된 생물의 생존과 진화 과정의 최종 산물이기도 하다(참고로 지구의 나이는 약 45억 년이다). 이러한 생명은 생식을 통해 자신의 유전자를 후손에게 전하고, 생식을 방해하는 요소는 가차 없이 제거하기 위해 노력해 왔다. 그런가 하면 생식에 도움이 되는 여러 가지를 발전시켜 오기도 했다.

생태계의 한 구성원인 사람은 그 자체로 또 하나의 생태계를 이루고 있다. 세균과 바이러스, 기생충을 아울러 약 100조 개 이상의 개체가 인체의 피부와 내장 점막을 자연삼아 살고 있다. 여기에는 인체에 이로운 생물뿐 아니라 해로운 병원균도 포함된다. 이러한 공생과 기생은 인체가 최적의 상황을 유지할 때까지는 아무런 문제도 발생하지 않는다. 또한, 60조 개에 달하는 인간의 세포는 각각의 역할을 담당하면서 일사분란하게 조직된 하나의 개체를 형성하며 외부 환경과의 조화를 이루고 있다.

그러나 인체를 둘러싼 환경이 변화하고 체내로 변화를 감지한 정보가 전달되고 혈액순환에 이상이 발생하면 비로소 인체와 자연과의 투쟁이 시작된다. 사람은 외부 환경의 공격을 방어할 수 있으면서 동시에 내부 붕괴를 조절할 수 있을 때 비로소 생명으로서 존재할 수 있다. 이러한 방어력이 무너지면 질병을 앓게 되면서 삶을 위협받게 된다. 외부 세력의 침입과 내부 감시의 붕괴는 항상 방어력이 무너진 곳을 틈타 일어나는데, 이를 한의학에서는 사기소주 기기필허(邪氣所湊 其氣必虛)라고 말한다. 미생물의 침입이 있거나 질병이 발생한 곳은 항상 나의 방어력이 약해져 있다는 뜻이다. 한의학에서 사람은 체내에 오장육부를 가지고 있다고 한다. 그 중 위, 소장, 대장, 담, 방광, 삼초를 육부(六腑)라 일컫는다. 사람의 육부는 주로 소화기관을 담당하는 동시에 인체의 면역과 방어작용에 중요한 역할을 한다.

인체는 정상적 삶을 영위하기 위해 외부로부터의 위협에 적절히 대항하고 이를 해결해야만 한다. 외부로부터의 위협은 구체적으로 세균, 바이러스, 기생충 등의 미생물 침입과 온도, 습도 그리고 압력에 의한 환경적 요인[풍한서습조화(風寒暑濕燥火 : 인간을 둘러싸고 있는 환경의 변화, 온도·습도·압력의 변화가 병의 원인으로 작용한다. 육기(六氣)라고도 한다)]을 말한다. 한의학에서는 외부로부터의 위협을 외사(外邪 : 외부에서 들어온 병의 원인)라고 부른다. 이러한 외사의 침입을 막기 위해 인체는 일차 방어선을 구축하고 있는데, 그 중 가장 큰 기관이 피부와 점막이다.

　피부는 기저층의 줄기세포로부터 새로운 세포가 끊임없이 생산된다. 대신 자라서 올라온 세포는 내부에 케라틴단백질을 축적하고 죽는다. 이렇게 죽은 세포가 각질층을 형성하고 더 오래된 세포는 피부에서 떨어져 나간다. 피부의 가장 바깥쪽에 형성된 각질층은 죽은 세포를 방어에 이용함으로써 항상 외부와 접촉하는 피부의 방어 작용을 완성한다.

　또한, 피부 표면에는 많은 세균이 서식하고 있는데, 이 중 유산균의 서식은 앞서 언급한 것처럼 인체의 방어에 중요한 역할을 하게 된다. 유산균의 대사로 인해 생산된 부산물인 젖산은 약산성의 산도를 유지할 뿐만 아니라 잡균의 증식을 막아 준다. 또한, 피부는 RNA 분해 효소와 세포벽 융해 효소를 분비한다. RNA 분해 효소는 바이러스의 유전자를 파괴하고, 세포벽 융해 효소는 세균의 세포벽 형성을 방해하여 세균 증식을 막는다.

　또한, 피부는 직접 외부 공기와 접촉함으로써 항온동물로서의 체온을 조절하는 중요한 역할도 맡고 있다. 즉, 피부를 통한 열의 전도, 복사, 대류 작용으로 체온을 조절한다. 발한작용을 통한 체온 조절과 체액 조절도 피부의 중요한 기능 중 하나다.

　이와 같이 피부가 죽은 세포를 통해 건조한 방어를 수행하고 있는 반면 점막을 통해 축축한 방어를 하고 있는 곳을 육부라 할 수 있다. 구강에서 식도, 위장, 소장, 대장까지의 소화관은 모두 육부의 영역이다. 이외에도 점막으로 구성된 호흡관(기관지 점막, 폐의 호흡상피)과 생식관(요도, 질상피, 자궁점막, 전립선)도 소화관과 유사한 점막 면역계를 형성하고 있다.

소화관은 사람이 살기 위한 필수 에너지 공급원으로서 음식을 매일 먹고 처리해야 하는 기관이다. 인체와 외부 물질이 접촉하는 곳이면서 물질교환이 끊임없이 이루어지는 곳이기도 하다. 또한, 인체에 서식하는 대부분의 생명체가 살고 있는 곳이기도 하다. 위장관 내에서 살고 있는 미생물은 때론 인체에 유익하기도 하면서 때론 유해하기도 하다. 그런가 하면 평소 유익하다가도 무서운 적으로 돌변하기도 한다.

소화관의 점막은 항상 점액으로 보호받으면서 IgA라는 면역항체를 다량 분비하는데, 이는 B 세포와 더불어 외부 침입자들, 즉 미생물과 독소에 저항하는 면역의 중심지가 된다. 또한, 점막 세포는 여러 가지 손상, 즉 화학적 손상과 물리적 손상에 쉽게 상처 받고 변성되기 쉽다. 이러한 이유로 인체는 점막 세포의 교체 주기를 짧게 유지한다. 이는 고장 난 세포를 빨리 없애버리고 새살이 돋게 하기 위함이다.

또한, 이들 축축한 표면은 모두 약산성을 띤다. 산성 환경은 곰팡이나 세균 등이 살 수 없는 환경을 만들어 인체를 방어한다. 이 산성 환경을 만드는 작용은 주로 유산균에 의해서 이루어진다. 그래서 장 속이나 폐 속, 질 속에서는 모두 유산균이 최고로 우세한 균으로 서식할 수 있는 것이다. 요컨대 유산균이 산을 분비하여 인체를 보호해 주고, 사람은 유산균이 살 수 있는 생태계를 제공해 주는 것이다. 이런 이유로 지나치게 자주 씻는 행위는 피부와 점막의 방어력을 약화시키기 때문에 좋지 않다. 유산균은 살아 있는 생명체다. 유산균은 살기 좋은 환경이 유지되고 먹이가 풍부해야만 번성할 수 있다. 연기로 가득 찬 폐 속에서는 유산균의 생육이 어렵다. 술로 소화기관의 점액을 계속 씻어낸다면 장내에서도 유산균이 살기 어려울 것이다.

결론적으로, 사람은 인체라는 구조를 보호하고 유지하기 위해 방어막으로서 피부와 점막 구조를 가지고 있다. 이 두 가지 장벽이 뚫리게 되면 전투는 인체의 외부가 아닌 내부에서 치르게 된다. 그래서 인체의 일차 방어선으로서 피부와 점막 면역계(소화기, 호흡기, 생식기)의 건강이 아주 중요한 것이다.

# 건강과 질병

사람이 건강하다는 것과 질병이 있다는 것을 어떻게 알 수 있을까? 건강한 상태와 질병이 있는 상태는 무엇이 어떻게 다른가?

'나는 아프다'라는 정의가 무엇일까? 아프다는 것은 일반적으로 통증이나 저림 같은 이상 감각(불편함)이 있는 상태를 말한다. 몸의 어딘가에 통증(혹은 이상 감각)이 있을 때 사람들은 아프다 혹은 병에 걸렸다고 생각한다. 그럼 통증(혹은 이상 감각)이란 것은 무엇일까? 통증은 감각이다. 신경 말단에 붙어 있는 여러 가지 센서에 의해서 뇌로 전달되고, 그 신호를 뇌가 해석한 것이 통증(혹은 이상 감각)이다. 못에 찔린 손가락의 센서가 그 신호를 뇌로 전달하고, 그 신호에 의해서 우리는 통증(혹은 이상 감각)을 느낀다.

감염이 되었을 때 우리 몸은 이물질(바이러스나 세균)을 차단하기 위해 백혈구를 동원하고 군비를 확충하기 위해 체온을 높여 대사량을 늘린다. 이때 열이 나고 전투 과정에서 많은 에너지가 소모되고 노폐물이 남는다. 이 노폐물이 몸에 쌓이게 되면 주변의 센서($^{신경}$)가 이를 감지하고 뇌로 신호를 전송한다. 그러면 우리는 비로소 아프게 된다.

위장에 염증이 생겨도 아프고 장염이 생겨도 아프다. 뭔가 손상이 있는 부위는 모두 통증($^{혹은\ 이상\ 감각}$) 신호를 만들어 뇌로 전달하는데, 이때 나의 뇌는 아프다($^{통증}$)는 관념($^{정보}$)을 만들어 나에게 알려 준다. 즉, 내 몸에 이상이 있다는 것을 알려 준다. 통증($^{혹은\ 이상\ 감각}$)이란 것은 한마디로 알람 시스템이다. 불이 났을 때 불이 난 것을 알려 주는 경고등인 것이다.

대부분의 질병이 통증($^{혹은\ 이상\ 감각}$)을 수반한다. 일반적으로 통증($^{혹은\ 이상\ 감각}$)은 물리적인 통증($^{혹은\ 이상\ 감각}$)을 일컫는다. 무언가 구조의 이상에 의해서 나타나는 통증($^{혹은\ 이상\ 감각}$)이다. 하지만, 실체가 없는 통증도 있다. 즉, 마음의 통증이 그것이다. 사랑하는 이를 잃었거나, 사업에 실패했거나, 하고자 하는 일이 잘되지 않을 때 우리는 아프다. 마음이 아프다. 마음이 아픈 것을 잘 다스리지 못하면 우리는 병에 걸린다. 마음의 병, 즉 화병이라고도 하고, 자율신경 실조증이라고도 일컫는다. 뇌는 신경 덩어리이면서 예측 기관이다. 스트레스는 뇌의 종합적 사고 능력과 판단력을 떨어뜨릴 뿐만 아니라 예측 기능을 마비시킨다. 뭔가를 예측할 수 없을 때 사람은 불안해진다. 불안은 마음의 통증을 유발한다.

통증의 강도는 항상 상대적이다. 똑같은 양의 손상이 있더라도 사람마다 느끼는 통증의 정도는 달라질 수 있다. 심지어 같은 사람이더라도 상황에 따라 그 통증의 세기는 달라질 수 있다. 왜냐하면 통증은 느낌이기 때문이다. 우리의 뇌가 말초신경에서 혹은 오감을 통해 들어온 정보를 해석한 결과물이기 때문이다.

총알이 빗발치는 전쟁터에서 입은 무릎의 조그만 상처는 거의 통증을 느끼지 못한다. 수만 명의 관중 앞에서 축구를 하고 있는 선수는 방금 상대방의 발길질에 차인 허벅지가 아무렇지 않다는 듯 다시 공을 향해 돌진한다. 그렇지만 문제는 전쟁이 끝난 후, 그리고 경기가 끝난 후다. 즉, 전쟁이 끝나고 고향으로 돌아온 병사는 여기저기 고장이 발견되고 심각한 후유증을 앓는 경우가 많고, 시합이 끝난 선수는 며칠 동안 허벅지 통증으로 움직이지 못하게 된다. 긴장감이 통증의 양을 결정하는 것이다.

이렇게 상황에 따라 통증은 그 강도가 변한다. 뇌가 해석하기를 무시해도 좋을 때는 무시하고 드러내고 싶을 때는 드러낸다. 그러면 뇌는 누구의 지배를 받는 것일까? 누가 그렇게 하도록 시키는가? 그것은 감정이다. 즉, 기분이다.

통증(혹은 이상 감각)은 많은 경우 기분에 의해 그 정도가 결정된다. 이를 '감정에 의한 조절 시스템(Emotional Guidance System)'이라고 에스더 힉스가 이름 붙였다. 기분이 좋으면 통증은 줄어든다. 반대로 기분이 나쁘면 통증은 증가한다. 기분이 좋으면 기혈 순환이 좋아지고 노폐물 제거가 빨라진다. 기분이 나쁘면 기혈 순환이 막히고 여기저기 탈이 나기 시작한다. 이렇게 기분에 따라 몸이 변하고 우리는 이것을 '신경성 질환'이라고 부른다.

건강을 한마디로 정의하라면, 기분이 좋은 상태라고 할 수 있다. WHO의 건강에 대한 정의를 보면 '단순히 질병이 없는 상태를 의미하는 것이 아니라 육체적, 정신적, 사회적으로 온전한 상태를 말한다'라고 기록하고 있다. 사람은 사회 구성원이다. 따라서 사회를 떠나서 살 수 없다. 가족, 친구, 직장 커뮤니티 사람들과의 관계 속에서 그 역할이 주어지는데, 이때 갈등하고, 기뻐하고, 아파하고, 행복해 하면서 삶을 완성한다. 이 관계가 몸에, 마음에 때로 질병을 일으키기도 하고, 건강을 주기도 한다.

사람이 60조 개의 세포로 이루어진 '세포 공동체'라면 사회는 한 사람 한 사람이 모여 만든 인간 공동체다. 각각의 세포가 임무를 완수하고 서로 도와줄 때 건강이 찾아오듯 사회 속에서 사람들도 각각의 임무가 있는데, 그 임무에 충실할 때 그리고 서로 돕고 있을 때 건강할 수 있다.

대개 아픈 사람을 보면 자신의 역할에 부정적인 경우가 많다. 이를 테면, 사랑하는 사람을 잃어 상심이 크거나, 자신의 가치를 알아주는 사람도 없고, 모두 자신을 무시하고, 도와주는 사람도 없고, 일을 해도 성공하는 법이 없고, 공부를 해도 효과가 없고, 돈도 없고, 몸도 약하고 등등 대체로 부정적인 상황에 놓여 있거나 부정적인 생각에 빠져 있는 경우가 많다. 병은 이때 찾아오는 것이다. 반대로 잘나가는 사람, 자신감에 충만한 사람, 성공한 사람, 건강한 사람은 이런 생각 자체를 하지 않는다. 왜냐하면 부정적인 생각을 할 필요가 없기 때문이다. 항상 즐겁고 기쁜데 왜 부정적인 생각을 하겠는가?

몸과 마음은 둘이 아니다. 하나의 다른 이름이다. 몸이 건강하면 마음이 건강해진다. 반대로 마음이 건강하면 몸도 건강해진다는 사실을 명심하자. 대개 사람들은 몸이 아픈데 어찌 마음이 편하겠냐며 마음의 작용을 차단한다. 마음이 편하고 즐겁지 않더라도 일부러라도 약이다 생각하고 마음을 편하게 만들어 보자. 작년에 갔던 가을의 설악산 단풍을 생각해 보자. 며칠 전에 먹었던 아주 맛난 음식을 생각해 보자. 해맑게 웃고 있는 갓난아이의 얼굴을 생각해 보자. 잠시 머릿속이 맑아진다. 바로 그때, 몸은 치유를 시작한다. 기분을 바꾸면 몸이 바뀌기 시작한다. 건강하다는 것은 5년 동안 우리 몸에 아무런 고장도 나지 않은 상태가 아니다. 몸이 고장 났을 때 적절하게 수리할 수 있는 치유 시스템이 살아 있는 상태를 말한다. 치유 시스템은 기분이 좋아야 작동을 시작한다.

# 네트워크

네트워크에 대한 이야기를 한번 해 보고자 한다. 위에서 사람은 60조 개의 세포로 이루어진 세포 공동체라고 했다. 각각의 세포는 모두 맡은 바 임무가 있고, 서로를 도우면서 살아간다. 생명은 자가 재생하는 조직을 가지고 있다. 각자의 임무와 수명이 다하면 사멸하고 새로운 세포가 그 자리를 대신한다.

  인간 세상도 마찬가지다. 사람은 주어진 수명만큼 삶을 살고 후손에게 그 자리를 물려준다. 각자는 모두 맡은 바 임무를 수행한다. 한 개인이 살기 위해서는 반드시 에너지가 필요하다. 에너지를 얻기 위해서는 식량을 확보해야 한다. 식량을 얻기 위해서 사람들은 노동을 한다. 서울의 김 씨와 부산의 최 씨는 서로 알지 못한다. 하지만, 각자의 임무를 수행함으로써 대한민국이라는 사회 네트워크가 정상적으로 작동한다.

국가라는 개체도 에너지의 공급이 필요하다. 산업 생산과 수출입을 통해 에너지를 공급받고 배출한다. 또한, 국가라는 하나의 공동체 사회를 유지하기 위해 물동량이 필요하고 물류 수송을 위해 도로와 항만, 철도라는 혈관을 만들고 유지해 나간다.

맡은 바 임무를 다하지 못하는 구성원은 도태된다. 임무를 잘 수행하고 기능이 뛰어난 조직은 점점 더 확장된다. 오른손잡이의 오른손이 커지고, 볼링 선수의 엄지가 커지고, 축구선수의 허벅지는 굵어지고, 피아니스트는 손가락이 발달한다.

인간 사회 전체의 상황도 비슷하다. 영업이 잘되는 기업은 점점 커지고 소비자의 외면을 받는 회사는 도태된다. 경기가 상승하는 기간이 있고, 언제 그랬냐는 듯 경기가 침체되기도 한다. 오래된 유행은 사라지고, 새로운 트렌드가 그 자리를 차지한다.

이렇게 도태와 강화가 지속되면 사회는 빈부 격차가 생긴다. 돈은 돈을 부르고 가난은 가난을 심화시킨다. 재벌은 너무 많은 것을 가지고 가난한 자는 아무것도 가지지 못한다. 재벌은 에너지가 넘쳐 난다. 사회 모든 곳에 손을 뻗쳐 에너지를 더욱 빨아들이고, 점점 확장한다. 대신 가난한 자는 설자리도 없고 생명도 잃어 간다. 하지만, 종국에는 부자나 가난한 자 모두 한배를 타고 있다는 사실을 깨닫게 된다.

우리 몸에서도 이와 같은 일이 벌어진다. 세포간의 빈부 격차가 생겨난다. 재벌 세포(에너지 과잉)가 생겨나는가 하면 가난(에너지 과소)해서 도태되는 세포도 생겨난다. 재벌 세포는 영생을 깨달은 세포가 된다. 즉, 재벌 세포는 삶과 죽음이 반복되는 세포주기를 극복한다. 그것이 바로 암세포다. 암세포는 세포 고유의 생명주기를 모두 무시한다. 죽지 않게 된 것이다. 혼자서 죽지 않고 무한 분열을 시도한다. 무한 분열을 위해서는 엄청난 에너지를 필요로 한다. 이 에너지를 확보하기 위해 암세포는 혈관을 만들어 낸다. 주위에 수많은 혈관을 만들고, 그를 통해 에너지를 빨아들인다. 풍부해진 에너지로 자신을 무한히 확장한다. 또한, 자신의 씨를 새로 생성된 혈관을 통해 외부로 전파한다. 그리고 나머지 가난한 세포들은 굶주리고 시들어간다. 하지만, 결국에는 모두가 한 몸임을 깨닫게 된다.

　인간들이 살고 있는 지구도 하나의 거대한 생명체 역할을 하고 있다. 제임스 러브록은 『가이아 이론』에서 '지구는 단순한 돌덩이가 아닌 숨 쉬고, 먹고, 배설하고, 순환하는 생명체'라고 정의했다.
　바닷물의 예를 들어 보자. 바닷물의 염분 농도는 사람의 그것보다 좀 더 높다. 쉽게 말해 더 짜다. 과학자들은 태초의 바다는 염분 농도가 사람과 비슷했다고 믿고 있다. 하지만, 시간이 지나면서 육지의 염분이 바다로 흘러들고 바닷물은 다시 증발하기를 반복하면서 바닷물의 염분 농도가 올라간 것이라고 한다. 하지만, 이렇게 계속 염분이 바다에 쌓였다면 아마 바다는 모두 이스라엘의 사해처럼 소금 바다가 되거나 볼리비아의 우유니처럼 소금 사막이 되었을 것이다. 그런데 약 4퍼센트의 염분 농도를 수십억 년 동안 유지해 온 것은 지구가 살아 있기 때문이라는 것이다. 바다의 소금이 지나치게 쌓이지 않도록 무엇인가가 제거하고 있다는 말이다. 그 역할을 바로 생물이 담당한다. 바다의 소금은 작은 플랑크톤 같은 생물의 껍질이 해저로 가라앉을 때 조금씩 제거되고, 거대한 산호초가 형성될 때 대규모로 제거되는 과정을 거친다.

예를 하나 더 들어 보자. 지구를 둘러싸고 있는 대기는 화학적 평형과는 거리가 먼 구성을 보인다. 즉, 활성 기체인 산소가 무려 21퍼센트나 존재하는데, 이 비율이 늘 일정하게 유지된다. 화성의 경우 가벼운 수소는 모두 외계로 도망가고, 산소는 모두 산화되어 이산화탄소만이 대기 중에 남아 있다. 화성은 이미 기체의 화학반응이 모두 끝난 화학적 평형 상태의 대기 범위에 있다. 반면 지구는 화학반응이 일어나지만 누군가에 의해 그 구성이 조절되고 있는 형태를 띠고 있다. 식물이 이산화탄소를 소모하고 새로이 산소를 만든다. 지표상의 생물 호흡에 의해 지구 대기가 조절되고 있는 것이다. 산소가 증가하면 산불이 증가하여 산소를 제거한다. 이산화탄소가 증가하면 식물과 플랑크톤이 증가하고 이산화탄소를 소모시킨다. 즉, 환경 조절에 생물이 관여한다. 모든 생물은 자신의 생존을 위해 자신을 둘러싼 주위 환경을 조절하는데, 이렇게 하나하나의 생물이 조절하는 환경이 모여 지구라는 거대한 생태환경을 구성한다. 누가 어떻게 만들었는지는 모르지만 생명과 무생물의 작용과 반작용이 공기와 물에 의해 순환되고 하나의 생존 법칙을 만들어 내고 있다. 이렇듯 생명 순환이 끊임없이 일어나고 있는 것이 살아 있는 지구라 할 수 있다.

사람도 마찬가지다. 내가 나의 이익을 위해 생존하고 있는 것 같지만 지구의 입장에서 보았을 때 나는 지구라는 생명체를 구성하는 하나의 작은 세포에 불과하다.

　이렇게 아주 작은 것에서부터 아주 큰 것까지 우리를 둘러싼 모든 것이 연결되어 있다. 서로 관계가 없는 것은 아무것도 없다. 세포와 세포 사이의 관계, 사람과 사람 사이의 관계, 인간과 자연의 관계가 모두 거대한 그물의 한 코를 이루고 관계의 그물로 엮여 있다. 관계의 그물이 촘촘하게 연결되고 서로에게 의미가 있을 때 생명은 유지된다. 반대로 관계의 그물이 풀어지고 고립되면 도태의 길로 접어든다.

# 환경과 유전자

최근 번역된 『아파야 산다』를 읽다 흥미로운 내용이 있어 소개하고자 한다. 이 책 원서의 겉표지(번역본에서는 표지 디자인이 달라졌다)에는 큼지막한 사과를 벌레가 파먹는 그림이 있는데, 이 그림이 나의 눈길을 끌었다. 썩는 음식에 관한 나의 평소 생각이 떠올라 호기심이 발동했기 때문이다. 요즘은 세상이 좀 이상하게 돌아간다. 음식이 썩으면 아주 못 먹는 것으로 취급한다. 만약 마트에서 구입한 사과에서 벌레가 나왔다면 9시 뉴스거리다. 곰팡이가 피기 시작하면 즉시 폐기 처분된다. 사실 썩는다는 것은 세균이나 곰팡이가 작용하고, 또 벌레가 개입했다는 것을 의미한다. 다시 말해 먹을 것이 신선하다는 말이다. 사람이 먹을 수 있기 때문에 세균도 군침을 흘리고, 곰팡이도 군침을 흘리고, 벌레도 눈독을 들인다. 물론 썩어가는 음식을 먹어도 된다는 이야기는 아니다. 썩기

전에 먹는 것이 당연하다.

그런데 현재 우리 사회를 보면 이렇게 썩는 음식은 죄다 버린다. 대신 썩지 않는 음식을 권장한다. 절대 썩지 않는 과자, 햄버거, 탄산음료, 캔에 든 음식들 말이다. 언제 사놓았는지 기억이 없다. 유통기한을 보아야만 언제 샀는지 알 수 있다. 하지만, 큰 공장에서 만들었으니 안심하고 먹는다. 미국에서 사온 과자만 찾는 사람도 있다. 유럽에서 수입한 쿠키를 유난히 좋아하는 사람도 있다.

과일과 야채도 농약과 중금속 때문에 불안해서 먹지 못한다. 대신 제약회사에서 만든 썩지 않는 알약을 먹는다. 뭔가 잘못되었다는 생각이 들지 않는가?

『아파야 산다』의 원제는 *Survival of the Sickest*이다. 여러 가지 현대 의학에 관한 내용으로 채워져 있는데, 우리가 일반적으로 알고 있는 상식을 뒤엎는 증거를 내놓고 있다.

예를 들어 제1형 당뇨병이 유럽인에게 많은데, 이것이 빙하기를 겪은 조상들의 진화적 산물이라는 주장이다. 빙하기와 같은 심각한 추위가 장기간 지속될 경우 우리 몸속의 물이 얼어 결정체가 되면 세포 손상이 일어나 생명을 위협한다. 그래서 추위가 닥쳤을 때 사람은 소변량을 증가시켜 체내의 수분량을 감소시키고, 인슐린의 작용을 방해하여 혈당이 증가하도록 만든다. 체액을 농축시켜 추위에 저항하도록 우리 몸이 진화했다는 말이다. 하지만, 이러한 몸의 진화는 오늘날처럼 따뜻한 기후 하에서 살고 있는 후손들에게는 오히려 역효과를 발휘하여 당뇨병의 증가로 이어지고 있다고 이 책에서는 주장한다.

또한, '후성 유전학(後成遺傳學, epigenetics)'이라고 하는 최근 학문에 관한 내용이 있는데, 그 중 흥미로운 내용을 소개하고자 한다.

프랑스의 식물학자인 라마르크는 생물의 기관은 사용하면 사용할수록 발달하며, 사용하지 않는 것은 약해지고 쇠퇴하다가 끝내는 없어진다고 했다. 즉, 진화는 환경의 영향을 받는다는 이론이다. 1809년 자신의 『동물 철학』에서 이 학설을 내세워, 생물은 진화한다는 것을 분명히 주장하였다. 그러나 현대에 이르러 환경에 의해 얻어지는 형질은 유전되지 않는다는 견해가 우세하게 되면서 그의 용불용설이 받아들여지지 않고 있다.

그런데 후성 유전학에서는 부모로부터 받은 유전자가 불변의 그 무엇이 아니라고 말한다. 라마르크의 말처럼 환경에 의해 살면서 유전자의 변이가 일어난다고 하기 때문이다. 실제로 유전자의 구조가 바뀌는 것이 아니라 유전자에 포함된 여러 가지 형질이 켜지고 꺼짐에 따라 사람의 유전형질, 즉 유전자의 특징이 바뀐다는 것이다.

예를 들어, 똑같은 유전자를 가지고 있는 일란성쌍둥이의 경우에도 자라는 환경에 의해서 밖으로 표현되는 유전형질이 바뀐다고 한다. 그 예로 같은 유방암 유전자를 가지고 태어난 쌍둥이 자매가 한 사람은 유방암에 걸렸지만 나머지 한 사람은 멀쩡한 경우를 든다. 이는 쌍둥이 각자가 성인이 되는 과정에서 직장생활, 결혼생활, 가정생활 등 서로 다른 사회 경험을 함으로써 그들 유전자의 표현 형질 구성이 달라졌음을 말한다.

이 책의 내용은 아니지만 일란성쌍둥이에 관한 최근의 에피소드를 하나 더 소개한다. 술주정뱅이 아버지를 둔 쌍둥이를 추적 연구 했더니 한 아이는 훌륭한 법조인이 되어 있었고, 다른 아이는 아버지와 같은 술주정뱅이가 되어 있었다는 이야기다. 똑같은 유전자를 가지고 있지만, 법조인이 된 아이는 아버지처럼 살지 않기로 결심한 반면, 술주정뱅이가 된 아이는 그냥 보고 배운 바대로 자포자기 상태로 살았다는 것이다. 유전자는 사람의 운명이 아니다. 그저 기본 골격일 뿐이며, 그것을 완성하는 것은 수많은 옵션이라는 것을 이 이야기에서 알려 준다. 환경과 생각이 유전형질을 바꿀 수 있다는 말이다.

과학이란 것이 그 당시에는 불변의 진리처럼 여겨진다. 하지만, 세월이 지나고 정보가 쌓이면 그 전의 진리는 다시 과거의 묵은 지식이 된다.

라마르크의 용불용설이 그 좋은 예인 것 같다. 어쨌든 사람의 유전자는 고정 불변의 운명이 아니라는 것을 기억하자. 수많은 유전형질 중에서 나를 구성하는 표현 형질은 언제든 변할 수 있다. 사람이 살면서 옷을 입는 취향이 달라지는 것이나 인생 역정에 따라 얼굴의 모양이 달라지고, 인생관이 달라지는 것과 다를 것이 없다.

심지어 체내의 어떤 바이러스 감염에 의해서 생식세포의 변이까지도 일어난다고 한다. 생식세포의 변이가 발생하면 환경에 의해 변이된 나의 유전자가 후손에게 전달될 수 있는 것이 아닌가?

그만큼 환경은 우리의 삶과 밀접한 관계가 있다. 나와 환경이 동떨어진 두 개의 세계가 아닌 것이다. 모두가 하나다. 모두가 영향을 미친다. 내가 어떻게 행동하느냐와 어디에 있는가, 무엇을 먹는가, 무엇을 생각하는가에 따라 나의 몸은 변한다. 세상의 어디에 주파수를 맞추는가에 따라 내가 달라진다.

# 스트레스

 스트레스라는 것이 도대체 무엇일까? 일반적으로 스트레스가 많다고 하면 정신적 중압감이 많음을 의미한다. 업무 스트레스, 공부 스트레스, 죽음에 대한 공포 같은 것들 말이다. 하지만, 실제 스트레스는 정신적인 것보다 환경적인 요인이 더 많다.

 첫 번째는 '온도'에 의한 스트레스다. 온도는 환경에서 오는 스트레스 중 가장 많은 부분을 차지한다. 사람은 36.5도의 체온을 유지하는 항온동물이다. 이 체온을 유지하기 위해 추운 겨울에는 열을 내어 에너지를 소모하고, 더운 여름에는 과열되지 않게 하기 위해 땀을 흘리고 몸을 식히는 데 에너지를 소모한다. 이때 적절한 열 조절에 실패하면 질병의 상태에 들어가게 된다. 봄과 가을처럼 낮과 밤의 기온차가 심한 경우 사람은 큰 온도차에 적응하기 위해 몸이 스트레스를 받게 되고, 열 조절에 실패하면 면역력이 떨어지고 감기라는 질병에 걸리게 된다. 또 아주 추운 한겨울에는 에너지를 빼앗기지 않기 위해 피부혈관이 수축한다. 대신 심장은 외부의 찬 공기에 몸이 빼앗긴 열을 보충하기 위해 더 힘차게 뛴다. 결과적으로 혈압이 올라가고, 혈당이 상승하고, 뇌혈관 질환이 증가한다. 반대로 너무 더운 경우에는 체온이 과다하게 상승하는 것을 막기 위해 혈관을 확장시키고 땀을 흘린다. 그래서 에너지가 과도하게 소모된다. 이 모든 일이 온도라는 스트레스 때문에 생긴 것이다.

두 번째는 시간에 의한 스트레스다. 사람은 낮과 밤을 통해 각성과 휴식의 순환 과정을 반복한다. 그런데 현대의 밤은 낮만큼 밝다. 밤늦게까지 술을 마시거나 텔레비전을 보고 컴퓨터 작업을 한다. 심지어는 야간 교대 근무를 하기도 한다. 아예 낮에 자고 밤에 일을 한다. 위에서 낮과 밤에 분비되는 호르몬에 대한 이야기를 했다. 이렇게 낮과 밤이 바뀌게 되면 휴식과 각성의 신체 리듬이 깨지고 우리 몸은 스트레스를 받게 된다.

또 한 가지 현대에 생겨난 시간 스트레스는 비행기 때문이다. 예전에는 상상할 수 없던 일이 벌어진 것이다. 해질 무렵 출발하여 무려 10시간이 넘게 비행기를 타고 서울에서 LA로 갔지만, 아직 그곳은 낮이다. 여행객의 생체 시계는 자야 할 시간을 가리키는데, 외부 환경은 여전히 각성의 시간인 낮인 것이다. 이렇게 시차를 극복하는 일이 우리들에게 또 다른 스트레스로 작용한다. 서울에서 열리는 브라질과의 홈경기에서 한국 축구 대표팀이 가끔 좋은 성적을 내는 이유는 바로 이런 시차에서 찾을 수 있다. 시차라는 스트레스를 극복하는 데는 상당한 시간이 필요하기 때문이다.

세 번째는 압력에 의한 스트레스다. 고산지대를 올라가면 기압이 낮아지고 산소가 희박해지므로 이런 환경에 적응하기 위해 많은 스트레스를 받게 된다. 또 바닷속에서 일을 하는 잠수부들에게도 압력에 의한 스트레스가 항상 있다. 압력은 날씨와도 관련이 있다. 고기압으로 날씨가 맑을 때는 컨디션도 좋아진다. 하지만, 저기압으로 흐리거나 비가 오면 기분도 우울해지고 여기저기 아파 오기도 한다. 요즘은 인위적인 환경에 의해서도 압력에 의한 스트레스가 생겨난다. 반도체 생산처럼 먼지를 제거하기 위한 설비가 있거나 냉방을 위해 지속적으로 에어컨이 가동되는 환경은 외부와의 압력 차가 발생하므로 사람은 스트레스를 받게 된다.

이 외에도 소음에 의한 스트레스가 있다. 복잡한 도심의 자동차 소음이나 아파트의 층간 소음이 대표적으로, 인체에는 스트레스로 작용한다.

이 모든 스트레스는 정서적으로 받는 스트레스와 똑 같은 인체 반응을 일으키기도 하며, 또 이차적으로 짜증이나 화, 불안, 공포와 같은 정서적 스트레스를 야기하여 건강을 해친다.

한편 적당한 스트레스는 사람이 살아가는 데 반드시 필요하다. 스트레스가 없다면 공부를 잘 할 수도 없을 것이고, 직장생활의 업무를 잘 처리해 내지도 못할 것이다. 자동차가 길을 이탈하여 나를 향해 돌진해 올 때 스트레스를 받지 않고 느긋하게 구경만 하고 있다면 아마 병원 신세를 지거나 이 세상을 하직해야 할 것이다. 이렇게 적당한 스트레스는 사람이 세상을 살아가는 데 촉매 역할을 한다. 그렇긴 하지만, 이 스트레스가 항상 적당하지 않고 과하다는 것이 문제이고, 그것을 견뎌내지 못하기 때문에 질병이 발생한다는 것이 문제다.

KOSIS 국가통계포털 자료에 따르면 2011년 우리나라에서 한 해 동안 자살한 사람이 1만 5,906명이나 된다고 한다. 이것은 2000년의 6,460명에 비해 두 배 이상 늘어난 숫자다. 반면 교통사고에 의한 사망자는 같은 해 6,316명으로 2000년의 1만 1,844명에 비해 많이 줄었다. 또 타살로 사망한 사람은 552명이라고 한다. 통계에 따르면 타인에 의해 나의 생명을 빼앗기는 경우보다 내가 스스로 나의 목숨을 저버리는 경우가 무려 28배나 된다. 자살하는 사람의 60퍼센트 정도는 우울증이 있다는 통계도 있다.

그렇다면 사람은 왜 자살을 택하는 것일까? 스트레스 때문이다. 사회가 주는 스트레스를 이겨 낼 수 없을 때, 인간관계가 주는 스트레스를 이겨 낼 수 없을 때 자살을 선택한다. 부도가 나고 사랑하는 사람이 죽고 질병의 고통을 이겨 낼 수 없을 때 사람들은 자살을 선택한다.

또 다른 통계를 살펴보자. 2011년 한 해 동안 가장 많은 사망자를 낸 질병의 원인은 바로 암이다. 72,650명이 암으로 사망했다. 현재 암의 정확한 원인은 밝혀지지 않고 있다. 다만 정상 세포가 돌연변이를 일으켜 암이 되는 과정만 일부 밝혀져 있다. 이때 암의 원인으로 가장 널리 지목받고 있는 것이 스트레스다. 스트레스를 받은 세포는 염증과 수복을 반복하고 재생되는 도중 오류가 발생하고 암화된다. 스트레스를 극복하기 위해 술을 마시는데, 술은 간에, 위장에, 대장에 스트레스를 주고 암화된다. 스트레스를 극복하기 위해 담배를 피우는데, 담배는 폐 세포에 스트레스를 주고 암을 촉발한다. 스트레스 호르몬은 우리 몸의 세포를 과열로 내몰고 암화시킨다.

예를 들어, 교통사고로 인한 사망의 경우도 스트레스가 많은 원인을 제공한다. 아마 정비 불량이나 자동차 결함에 의한 사고는 많지 않을 것이다. 운전자의 스트레스가 대부분 사고의 빌미를 제공한다. 아침에 아내와 싸우고 출근하는 남편의 운전은 거칠게 마련이다. 수금을 하지 못하고 회사로 돌아가는 영업 사원의 운전도 부드러울 수가 없다. 과중한 업무로 지치고 스트레스에 쌓인 회사원의 퇴근길이나 며칠째 철야 운전을 하고 있는 트럭 운전사의 운전이 안전할 리가 없다.

사람은 일생 동안 스트레스에 필연적으로 노출될 수밖에 없다. 스트레스는 사람의 성장과 질병 그리고 죽음과 불가분의 관계를 맺고 있다. 때문에 스트레스의 적절한 조절과 극복은 사람이 사는 동안의 건강 상태를 가늠하는 중요한 수단이 된다.

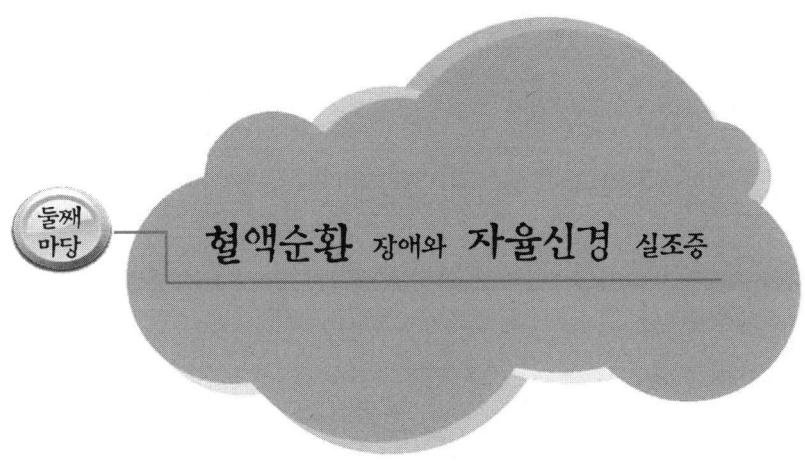

## 둘째 마당 — 혈액순환 장애와 자율신경 실조증

혈액순환은 단순히 혈액의 맑고 탁함의 문제가 아니라
에너지의 문제라는 것을 말하고 싶다.
혈액을 순환시키는 힘에 관한 것 말이다.
즉, 혈액을 순환시키는 심장과 폐의 힘, 근육의 힘, 세포의 대사능력,
신경의 조절 능력 들을 모두 포함하는
포괄적 개념에서의 혈액순환을 말한다.
그래서 혈액순환이 중요하다.
혈액순환이 잘되어야 영양 공급이 되고, 노폐물이 제거되고,
면역기능이 수행되고, 정신이 맑아지고,
신경조절이 정확해진다.

# 생명이란 무엇인가?

사람이 살아가면서 '생명이란 무엇인가'란 궁금증을 가지기는 쉽지 않다. 경제활동이나 취미 활동을 하면서 부동산에 대해 연구하기도 하고, 골프나 당구 혹은 물고기 키우기 등에 관심을 가지기는 쉽지만, 대체 누가 '생명'에 대해 궁금증을 가지겠는가?

하지만, 환자와 질병을 다루는 한의사의 입장이 되어 보니 가장 궁금해지는 것이 바로 이 주제다. 사람이 살면서 소중하고 늘 곁에 있지만 당연시 여기며 잊고 사는 것 중 가장 대표적인 것이 산소인 것처럼, 생명이 무엇인가 하는 주제도 인간 그 자체와 질병을 이해하는 데 있어서 필수적인 정보와 이해의 원천이 된다.

사람과 같은 동물이나 나무와 같은 식물 그리고 우리가 싫어하는 곰팡이, 세균 등도 모두 생명을 가지고 있다. 이들을 우리는 생물이라 부른다. 그럼 살아 있는 생물과 살아 있지 않은 무생물의 차이는 무엇일까?

생물의 가장 큰 특징은 재생력에 있다. 내 앞에 놓인 책상의 예를 들어 보자. 책상의 상판을 이루고 있는 나무는 한때 살아 있었다. 하지만, 지금은 생명이 없어지고 무생물 상태다. 책상은 여러 가지 원인에 의해 홈집이 생긴다. 칼자국이 나기도 하고 모서리는 의자에 부딪혀 찍히기도 한다. 세월이 가면 갈수록 책상은 긁히고 찍히고 부서져 홈집이 많아진다. 그러다 결국 점점 부피가 줄어들고 형체가 흩어져 간다. 시간이 흐른다고 해서 긁히고 깎여 나간 부분이 저절로 채워지지는 않는다. 하지만, 나무가 살아 있을 때는 그렇지 않다. 꺾인 가지 아래로 새 가지가 자라고, 잎이 떨어지면 다시 새잎이 난다. 뿌리는 끊임없이 자라고, 해마다 빠지지 않고 꽃이며 열매도 맺는다.

이번에는 사람의 예를 들어 보자. 손톱은 매일 자란다. 잘라도 잘라도 계속 자란다. 머리카락도 자란다. 한 달에 2센티미터씩 꼬박꼬박 자란다. 위장벽도 매일 떨어져 나가고 새로 자란다. 심지어 뼈도 자란다. 묵은 뼈는 파골세포에 의해 먹혀 사라지는 반면, 새 뼈는 조골세포에 의해서 자란다. 그렇다고 키가 무한정 커지는 것은 아니다. 뼈는 성장판이 열려 있을 때까지만 길이 성장을 하고, 이후로는 부피 성장만 한다. 그래서 운동을 열심히 하면 통뼈를 만들 수 있다. 반대로 운동이 부실하여 뼈 성장이 저해되면 골다공증이 빨리 오게 된다. 얼마 전까지만 해도 신경세포는 자라지 않는다고 했는데, 최근 들어 뇌세포가 새로 자란다는 보고도 있다. 하나의 신경세포에는 수많은 가지가 있다. 각각의 신경세포를 연결해 주는 이들의 가지도 끊임없이 자라고 없어진다. 운동을 하면 운동신경의 가지가 자라고, 공부를 하면 인지를 담당하는 세포의 시냅스가 가지를 치고 점점 연결이 복잡해진다. 이러한 자람$^{(성장)}$이 끝나는 날이 죽는 날이다. 우리 몸은 성장을 멈추면 분해되고 흙으로 돌아간다.

이번에는 하나의 세포로만 이루어진 세균의 예를 들어 보자. 세균은 살면서 몸집을 더 키우는 것에는 관심이 없다. 대신 분열을 통해 숫자를 늘려서 젊음을 유지한다. 어떻게 보면 영원히 죽지 않는 것 같다. 하나의 세균이 둘이 되고 둘이 넷이 되고, 이렇듯 분열을 하다보면 개체수가 무한정 불어날 것만 같다. 그렇지만 세균도 죽는다. 항생제를 만나면 세포벽에 구멍이 나고 내장이 흩어져 죽음을 맞는다. 환경이 나빠져서 물이 없거나 영양분이 없으면 말라죽기도 한다.

세균은 단세포생물이므로 혼자 살고 혼자 죽는다. 반대로 사람은 다세포생물이므로 함께 살고 함께 죽는다. 민족주의를 말하는 것이 아니다. 세포 공동체를 말하는 것이다. 많은 수의 세포가 모여 함께 살고 함께 죽기로 한 것이 바로 사람과 같은 다세포생물이다. 식물이나 어류, 파충류, 양서류, 균류가 모두 다세포생물에 속한다.

다세포생물은 한날한시에 죽기로 약속을 했다. 그래서 사람이 죽으면 그를 구성하고 있던 모든 세포도 함께 죽는다. 나무가 죽으면 나무를 구성하던 모든 세포도 함께 죽는다. 삶과 죽음은 개체 단위에서만 일어나는 것이 아니다. 살아 있는 생물의 내부에서도 이 순환은 계속되고 있다. 생명체가 살아가는 동안 그 내부에서 삶과 죽음이 끊임없이 반복된다. 그것이 재생이다. 다세포생물로 하나의 군체를 이루고 있긴 하지만, 각각의 세포는 단세포의 기능을 모두 가지고 있다. 그래서 각자의 수명을 가지고 있다. 그들은 수명이 다하면 그 자리를 자식 세포에 내어주고 자신은 자폭한다(<sup>세포 자멸사</sup>). 그리고 재활용된다. 우리 몸(<sup>혹은 모든 다세포생물의 몸</sup>)에는 다양한 줄기세포가 있어서 수명이 다한 세포의 자리를 재생시키는 역할을 한다. 이렇게 끊임없이 재생하는 것이 생명의 가장 중요한 특징이다.

  생물이 나이가 들면 재생의 힘이 약해진다. 깎여 나간 자리가 메워지지 않고, 비게 되거나 쓸모없는 결합조직(<sup>섬유나 지방</sup>)으로 차게 된다. 더 이상 생명의 기운이 없어지면 세포는 재생하지 못하고 흩어져 흙으로 돌아간다. 그리고 그 자리를 나의 아들딸이 채운다.

# 생명의 구조

사람은 몸을 가지고 태어난다. 엄마의 난자와 아빠의 정자가 만나 하나의 알이 되고, 그 알이 자라 60조 개의 세포로 이루어진 나의 몸을 만들어 낸다. 사람을 포함한 모든 생명체는 일정한 구조를 가지고 있다. 사람은 사람의 모양을 하고 있고, 말은 말의 모양을, 참치는 참치의 모양을, 멍게는 멍게의 모양을, 나무는 나무의 모양을, 풀은 풀의 모양을, 곰팡이는 곰팡이의 모양을, 세균은 세균의 모양을 하고 있다.

  사람은 팔다리를 가지고 있다. 팔은 구부려서 다른 사람을 안을 수 있고, 손가락은 구부려서 연필을 잡을 수 있다. 다리는 걷거나 앞뒤로 달릴 수 있다. 사람의 심장은 네 개의 방으로 나뉘며, 피를 모으고 다시 뿜어낸다. 나뭇잎은 햇빛을 모아 영양분을 만들고, 매는 날개로 하늘을 날 수 있다.

이렇게 모든 구조물은 그 나름의 기능을 가지고 있다. 어떤 일을 하느냐에 따라 구조는 다르게 변한다. 사람을 포함한 모든 생물은 이러한 몸의 구조를 일정하게 유지하기 위해 노력한다. 구조가 망가지면 고유의 일을 할 수 없게 되어 사는 데 지장을 초래하기 때문이다.

생명체의 몸을 이루고 있는 구조는 세포라는 또 다른 생명체에 의해 유지된다. 각각의 세포가 단백질을 만들고, 호르몬을 만들고, 뼈를 만들고, 힘줄을 만들어 구조를 유지한다. 앞서 말한 것처럼 세포의 생명은 영원하지 않다. 각자의 수명이 있는데, 수명을 다하면 다음 세대의 세포가 그 일을 도맡아 한다. 이렇게 세포의 교체가 일어나고 구조를 유지하기 위해서는 끊임없는 에너지와 물질 공급이 필요하다. 그래서 생명체는 살기 위해 먹어야 한다.

원래 자연의 에너지는 흩어지는 것이 순리다. 강가의 돌은 풍화 작용에 의해 모래가 되어 흩어진다. 불이 붙은 나무는 재가 될 때까지 산화 반응이 일어난다. 맑은 물에 떨어진 한 방울의 잉크는 흩어져 컵 전체를 잉크 색으로 물들인다. 하늘의 태양도 결국 모두 타서 없어질 운명을 타고났다. 이렇게 에너지가 모두 흩어져 고루 퍼지고 결국 흩어질 에너지가 없어지는 상태를 '에너지 죽음'이라 칭하는데, 물리학에서는 이를 '열역학 제 2법칙'이라 부른다.

그런데 우리가 사는 세상은 이렇게 단순하지 않다. 산불이 나서 나무와 풀이 모두 타 버리고 에너지가 열로 바뀌어 공기 중으로 흩어지더라도 봄이 되면 잿더미 사이에서 새싹이 올라온다. 이것이 생명의 두 번째 작용이다. 흩어지는 에너지를 모아 원래의 상태, 즉 흩어질 수 있는 에너지를 가진 상태로 돌려놓는 작용이다.

모든 생명체의 몸은 시간이 갈수록 상처를 입고, 구조 변형이 발생한다. 하지만, 그들의 생명력은 상처를 치료하고, 변형된 구조를 수리한다. 음식을 먹고 호흡하여 물질을 분해하고, 그 물질을 통해 에너지를 축적하고 몸의 구조를 만든다. 생명체는 끊임없이 에너지를 소모하고 축적하고 또 소모하는 과정을 통해 일정한 몸의 구조를 유지한다. 생명력이 사라지면 에너지 순환은 멈추고 몸의 구조는 흩어져 사라진다.

## 생명은 아는 것이다

생명의 또 다른 특징은 인지 기능이다. 생명은 아는 것이다. 아는 것은 행동을 하는 것이다. 세포가 하나뿐인 세균도 인지능력이 있다. 그들도 설탕물을 만나면 설탕물 쪽으로 몰려가고, 항생제를 만나면 반대쪽으로 피해 간다.

사람은 마음을 가지고 있고, 생각을 한다. 그래서 기쁘면 웃고 슬프면 운다. 사람의 마음은 단순히 뇌에서 만들어지는 전기적, 화학적 신호의 부산물이 아니다. 사람의 마음은 세상과 연결되어 있다. 사람을 둘러싼 환경과 끊임없는 상호작용을 한다. 환경을 통해 에너지와 물질을 받아들여 몸을 재생하거나 구조를 유지하면서 다시 에너지와 물질을 환경으로 돌려보낸다.

사람의 몸은 어제와 오늘이 다르다. 방금 전과 지금이 다르다. 현재의 나의 몸은 일생 동안 살아오면서 먹고 마시고 움직이고 생각하면서 만들어진 결과물이다. 내일의 나의 몸은 오늘 먹고 마시고 움직이고 생각한 결과로 만들어질 것이다. 모든 것은 연결되어 있다. 하나의 당근이 나의 몸속으로 들어와 피와 살이 된다. 심지어 옆에서 놀고 있는 친구의 기침을 통해 뿜어져 나온 공기와 타액과 세균이 공기 중을 떠돌다 나의 폐와 위장으로 들어온다. 그 중에서 영양분은 재활용되고, 미생물과 독소는 분해되어 폐기된다. 이렇게 보면 너와 나의 구별이 참 무의미해진다.

생명의 인지 과정은 차이를 아는 것이다. 생명의 과정은 시스템적이다. 생명은 음양의 시스템을 따른다. 밝음과 어두움, 차가움과 따뜻함, 높음과 낮음, 강하고 부드러움의 차이를 인지한 후 그 차이를 보완한다. 끊임없는 피드백으로 차이를 줄여 나간다. 방안의 온도 조절 장치는 방안 공기의 온도를 주기적으로 감시한다. 방안의 온도가 정해진 온도 이하로 내려가면 보일러를 가동하고, 정해진 온도 이상으로 올라가면 보일러의 가동을 멈춘다. 인체도 마찬가지로 환경과의 상호작용을 멈추지 않는다. 외부 환경(날씨)이 추워지면 몸은 자신의 빼앗긴 에너지를 보충하기 위해 더 많은 열을 생산한다. 반대로 기온이 높아지면 지나치게 몸이 더워지는 것을 방지하기 위해 땀을 내어 몸을 식힌다. 또한, 몸속에 지나치게 수분이 많아지면 혈압이 상승한다. 이때 우리 몸은 혈압을 낮추기 위해 콩팥에서는 수분 재흡수를 억제하여 소변 양을 늘리고, 체내 수분 양을 줄여 혈압을 낮춘다. 모든 호르몬의 기능도 피드백에 의해 조절된다. 혈액 내에 갑상선호르몬이 증가하면 갑상선에서의 호르몬 생산량을 줄이기 위해 갑상선자극호르몬의 분비가 줄어든다.

    사람은 오감을 통해 환경과 상호작용을 한다. 오감은 차이를 인식하는 대표적 생명 활동이다. 날아가는 새를 보는 것은 새의 위치와 색깔의 차이를 눈이 인지하는 것이고, 덥고 추운 것을 아는 것은 온도 센서가 그 차이를 알기 때문이다. 차이를 알고, 그 차이를 조절하는 피드백이 정확할 때 생명력은 강해지고 건강한 삶을 누릴 수 있다.

    생명의 인지능력은 그 자체가 하나의 과정이다. 나고, 살고, 병들고, 죽고, 그 사이에 먹고 마시고, 움직이고, 잠자고, 말하고, 듣고, 생각하는 차이를 아는 모든 과정이 곧 생명의 인지 과정인 것이다. 생명의 구조는 생명의 인지 과정에 꼭 필요하다. 인지 과정은 구조를 통해 이루어지기 때문이다. 생명은 그 자신의 구조를 통해 세상과 연결된다. 이렇듯 세상과 연결된 구조는 세상의 차이를 인지한 후 그 차이를 세상에 전해 준다.

    생명체는 다양한 구조를 가지고 있다. 세균의 모양도 있고, 곰팡이의 모양도 있고, 꽃의 모양도 있고, 새의 모양도 있고, 개의 모양도 있다. 생명체의 기능은 구조에 의해 결정된다. 둥근 것은 굴러가고 모난 것은 정을 맞기 쉽다. 생명은 저마다의 독특한 구조로서 기능을 수행한다. 그래서 타고난 구조에 의해 세상을 사는 방식이 정해진다. 치타는 튼튼한 다리를 가지고 있는데, 그로 인해 누구보다 빨리 달릴 수 있다. 매는 날카로운 눈으로 수백 미터 밖의 먹잇감도 놓치지 않는다. 박쥐는 눈보다 정교한 초음파 도구를 가졌다. 비슷한 구조는 비슷한 기능을 수행한다. 그래서 닮은 동물이나 사람은 비슷한 환경 속에 산다.

  하지만, 세상은 누구에게나 똑같이 주어지지 않는다. 저마다의 인지능력과 구조에 따라 변하는 것이 세상이다. 내가 사는 세상은 나의 인지능력과 구조가 환경과의 상호작용을 통해 만들어 낸 세계다. 나와 비슷한 사람은 나와 비슷한 세계를 구축하며 산다. 하지만, 나와 완전히 똑같은 세상은 존재하지 않는다. 나를 둘러싼 세상은 온전히 나만의 것이고, 내가 만들어 온 것이고, 내가 만들어가는 세상이다. 그래서 우리는 나의 세상에 단지 나만이 책임을 질 수 있다. 내일의 세상도 내가 만드는 나의 세상이다.

# 에너지 혁명

생명체는 자신의 생명을 유지하기 위해 끊임없이 물질과 에너지를 소모한다. 그래서 에너지를 만들어 내는 것은 생명체의 숙명과도 같다. 현재 지구상에 살고 있는 생명체를 크게 두 가지로 나눈다면, 진핵생물과 원핵생물로 구분할 수 있다. 이 두 가지 구분은 에너지를 생산하는 방식에 의한 것이다.

원핵생물과 진핵생물의 구분은 원래 염색체를 싸고 있는 핵의 유무에 의한다. 원핵생물의 염색체는 둥글게 원형으로 되어 있는데, 별도의 막이나 장애물 없이 원핵생물의 세포질 속에 떠다닌다. 반면, 진핵생물의 염색체는 핵 속에 갇혀 있으며 둥글지 않고 실타래처럼 양쪽 끝이 있다.

진핵생물은 우리가 아는 거의 모든 생물을 말한다. 즉, 아메바나 유글레나 같은 원생생물부터 바다의 플랑크톤, 물고기, 땅의 곰팡이, 풀, 나무, 곤충, 새, 호랑이, 개, 사람 등에 이르기까지 눈에 보이는 대부분의 생물이 이 진핵생물에 속한다.

한편 원핵생물의 대표는 세균이다. '사람을 질병의 고통에 빠뜨리는 세균'을 병원균이라 하는데, 이들은 세균의 극히 일부분일 뿐이다. 대부분의 세균은 사람과는 관계없이 저마다의 삶을 살아간다. 사람에게 유익한 세균도 많다.

세균의 크기는 아주 작다. 그 크기가 작은 것은 0.2마이크로미터 정도에서 큰 것은 80마이크로미터에 이른다[마이크로미터(㎛)는 백만분의 1미터를 말한다]. 이에 반해 진핵생물은 아주 크다. 진핵생물 한 개의 세포 크기는 5~100마이크로미터 정도로 세균에 비해 훨씬 크다. 대체적으로 세균은 작은 몸집을 선호하고, 진핵세포는 큰 몸집을 선호하는 경향이 있다.

살펴본 바와 같이 세균은 그 크기가 작을 뿐만 아니라 세포질 내의 구조물 또한 간단하다. 세포질 내에 몇 개의 염색체를 제외하고는 별다른 구조물을 보이지 않는다. 이에 반해 진핵세포의 구조물은 핵을 비롯하여 아주 다양하다. 학창 시절 생물 시간에 한 번쯤 들어 보았을 이름들, 즉 소포체, 골지체, 미토콘드리아 등등 아주 많은 구조물이 산재해 있다.

필자가 서두에서 원핵생물과 진핵생물의 구분을 핵막에 따라 말하지 않고, 에너지를 생산하는 방식이라고 말한 이유는 이 두 생물의 에너지 생산 방식에 현격한 차이가 있기 때문이다.

원핵생물이든 진핵생물이든 모든 생물은 자신의 막을 통해 에너지를 생산한다. 즉, 세포막을 통해 전기를 만들어 낸 후 그 전기를 생명 활동에 사용하고, ATP라고 하는 에너지 저장물질을 만들어 낸다. 그런데 원핵생물, 즉 세균은 단 하나의 세포로 이루어져 있기 때문에 자신의 막을 통해 영양분을 흡수하고, 자신의 막을 통해 노폐물을 배설하고, 자신의 막을 통해 유전자를 흡수하거나 배출한다. 그리고 자신의 막을 통해 에너지도 흡수해야 한다. 이렇듯 하나의 막을 통해 너무 많은 일을 하다보니 효율이 떨어져 많은 양의 에너지를 생산할 수 없게 된다. 그렇지만 세균은 자신의 몸집을 키우지 않는다. 사실 몸집이 커지면 막의 표면적이 넓어져 더 많은 에너지를 생산할 수 있다. 하지만, 대신 몸집이 커질수록 자신의 부피도 함께 커짐으로 해서 부피에 대한 표면적의 비율이 작아져 몸집이 커진 이점이 없어져 버린다. 또한, 세균의 생존 환경도 그리 좋은 편이 아니다. 늘 넉넉한 먹잇감이 존재하는 것이 아니기 때문에 적당한 환경(충분한 먹이와 물의 공급)이 도래하면 재빨리 번식을 해야 한다. 그래서 그들은 자신의 몸집을 최소한으로 유지하려는 경향성을 띠게 되는 것이다. 작을수록 더 빨리 번식할 수 있기 때문에 필요 없는 유전자도 과감히 버려 버린다. 항생물질이 존재할 때는 항생제에 저항하는 유전자를 자신의 세포질 내로 받아들이고, 항생물질이 사라지면 재빨리 그 유전자를 버려 버린다.

이에 반해 진핵생물은 다른 에너지 생산 방식을 가지고 있다. 우선 진핵세포는 덩치가 크다. 진핵세포 내에는 다양한 구조물이 존재하는데, 이에 대해 과학자들은 몇 가지 생물이 서로 합쳐진 공생의 결과물이라고 말한다. 두 종류 이상의 서로 다른 생물이 하나로 합쳐진 것이라는 의미다. 그 중 대표적인 구조물이 미토콘드리아와 엽록체다. 미토콘드리아는 세균의 특성을 모두 가지고 있다. 이는 미토콘드리아가 원래는 원핵생물인 세균의 한 종류였으나, 또 다른 원시생물(<sup>지금의 진핵생물</sup>)의 내부에 들어와 지금은 함께 살고 있다는 것을 말한다. 진핵생물의 에너지 생산은 전적으로 미토콘드리아가 담당하고 있다. 여기서 원핵생물과 진핵생물의 차이가 발생한다.

# 미토콘드리아

사람의 몸은 세포로 이루어져 있다. 모든 세포는 살아가기 위해 에너지가 필요한데, 그 에너지를 공급하는 것이 미토콘드리아다. 진핵세포인 사람의 세포 속에는 다수의 타원형 입자가 산재해 있다. 자세히 보면 타원의 내부는 질서정연하지만 복잡한 문양이 보인다. 이 입자가 미토콘드리아인데, 이 입자를 최초로 발견한 19세기 과학자 리하르트 알트만(Richard Altmann)은 그리스어로 '내부에 끈을 말아 놓은 것 같은 미립자'라는 뜻으로 미토콘드리아라 명명하였다. 미토콘드리아는 세포 내에 존재하는 하나의 구성 성분으로 설명된다. 하지만, 미토콘드리아는 자체적으로 DNA를 가지고 있을 뿐만 아니라 분열을 통해 그 숫자가 불어날 수 있다. 즉, 하나의 생명체와 같이 행동한다.

유명한 생물학자 린 마굴리스(Lynn Margulis)는 미토콘드리아가 진화의 초기에 두 개의 생명체가 합쳐져서 탄생한 '공생설'의 한 주인공이라고 말한다. 미토콘드리아의 에너지 생성 능력에 의해서 우리 인간, 즉 진핵생물이 지금처럼 번성할 수 있었다고 말이다.

사람마다 가지고 있는 미토콘드리아의 숫자는 다르다. 약 200~2,000개 정도의 미토콘드리아가 세포 속에 있다고 하는데, 에너지가 풍부한 사람은 더 많이 가지고 있고 에너지가 부족한 사람은 그 숫자가 적다고 한다. 두 개의 심장을 가진 박지성 선수 같은 경우 아마 2,000개 이상을 가졌을 테고, 필자 같은 평범한 사람의 경우 1,000개 정도, 늘 에너지 부족에 시달리고 피곤하고 몸이 냉한 사람의 경우 500개 이하가 아닐까 생각한다(물론, 모든 세포 내에 포함된 미토콘드리아 숫자가 같은 것은 아니다. 예를 들어 설명한 것뿐이다. 오해 없길 바란다). 그런데 이 미토콘드리아 숫자가 수시로 변한다는 사실이 중요하다. 운동을 꾸준히 하는 사람은 기초대사량이 증가하면서 세포 내의 미토콘드리아 숫자도 증가한다. 대신 운동을 하지 않고 앉아만 있는 사람은 그 숫자가 줄어들게 된다. 그래서 이 미토콘드리아 숫자의 가변성이 에너지 생산량의 열쇠가 된다.

운동이 에너지 생산의 기본 요소가 되는 이유가 바로 여기에 있다. 운동을 하지 않고서는 아무리 좋은 음식을 먹고, 약을 복용한다 하더라도 사상누각에 불과하다. 물론 운동만으로 모든 것이 해결되는 것은 아니다. 하지만, 운동이 기초를 깔아 줄 때만 만족할 만한 성과를 얻을 수 있다는 이야기다.

1790년 라부아지에(Antoine Laurent Lavoisier)는 프랑스 왕립 아카데미로 보내는 논문에서 "호흡은 탄소와 수소가 천천히 연소되는 현상으로 등불이나 촛불이 타는 것과 모든 면에서 흡사하다. 이와 같은 관점에서 숨을 쉬고 있는 동물은 살아 있는 연소체다. 동물의 몸을 이루는 주성분인 혈액은 이 연료를 운반한다. 만약 어떤 동물이 호흡으로 쓰여 없어지는 것만큼 음식물을 섭취해 연료를 계속 새로 보충해 주지 않는다면 연료가 다 닳아 등불이 꺼져 버리듯 동물도 죽고 말 것이다"라고 말했다. 그는 운동과 음식 섭취 그리고 혈액순환의 관계를 아주 일찍 명확히 알고 있었다.

미토콘드리아는 세포 내의 에너지 생산 공장이다. 그래서 필연적으로 항상 활성산소에 노출된다. 활성산소는 양날의 검과 같다. 세균을 죽이거나 암세포를 박멸하는 작용도 있지만, 미토콘드리아 자체의 DNA를 손상시키기도 한다. 미토콘드리아의 손상은 에너지대사의 손상을 불러오고 인체의 노화를 촉발한다.

# 활성산소와 항산화제

사람은 호흡을 통해 산소를 받아들이고, 이산화탄소를 내뱉는다. 산소는 생명의 기본 중의 기본이다. 산소가 없으면 살 수가 없다. 이러한 산소는 에너지를 만들어 내는 역할을 하는가 하면 외부 침입자를 방어하는 역할도 하지만, 또 한편으론 내 몸을 파괴하거나 늙게 하는 악역을 맡기도 한다. 우리가 늙어간다는 것은 몸이 산화되어 흩어진다는 것을 뜻한다.

최근 항산화제가 건강의 가장 강력한 키워드 중 하나로 자리매김했다. 항산화제만 잘 복용하면 우리 몸이 산화되는 것을 막아 젊음을 유지할 수 있을 것이라는 믿음 때문이다.

항산화제의 원래 정의는 화학에서 유래한다. 항산화제란 어떤 물질이 산화되는 것(다시 말해 전자를 빼앗기는 것)을 막아 주는 전자공여체다. 이 말은 1940년대 식품공학이 발달하면서 등장했다. 버터

같은 지방질 음식을 공기 중에 그대로 두면 썩은 냄새가 나게 된다. 전문 용어로 표현하면 '과산화'된다. 여기서 과산화화란 히드록실라디칼(hydroxyl radical) 같은 활성산소(free radical, 자유 라디칼)에 의해 시작되는 연쇄반응을 뜻한다. 간단히 말하면 지질을 공격해 전자를 빼앗는다. 전자를 빼앗아 도망갈 수도 있고 지질 안에서 뒹굴 수도 있다. 어쨌든 지질은 전자를 하나 잃고, 활성산소가 된다. 이 활성산소는 이웃을 공격해 전자를 되찾아 온다. 버터처럼 지질 분자가 꽉 들어차 있는 경우에 이런 연쇄반응은 빠르게 퍼져 나간다. 이때 항산화제는 활성산소를 제거해 이 모든 반응을 멈추게 한다. 자신이 전자를 내주어 연쇄반응이 퍼지는 것을 막는 것이다.

산소의 독성에 대한 방어 중 가장 단순한 방법은 피하는 것이다. 세균은 크기가 작기 때문에 숨는 것이 유리하다. 극미량의 산소만으로도 완전 혐기성인 세균은 죽을 수 있다. 그래서 산소를 피해 산소가 존재하지 않는 더 큰 세포 안으로 도망치기도 한다. 소와 양의 반추위(反芻胃)에 사는 메탄 생성 세균이 대표적인 예에 속한다.

메탄 생성 세균은 풀 속에 들어 있는 성분인 셀룰로오스를 분해하는데, 소와 양의 반추위는 이 기능을 이용한다. 흰개미부터 코끼리에 이르기까지 동물의 후장(hind-gut, 後腸)은 모든 종류의 혐기성 미생물이 숨어 살기에 알맞다. 사람의 내장 속에도 아주 많은 세균이 살고 있는데, 대부분 해가 없거나 이득이 되는 공생 세균이다. 하지만, 질병을 유발하는 유해균도 있다. 인간의 장에 살고 있는 세균 전체의 대사 능력을 합하면 간의 대사 능력과 같다고 한다. 사람의 전체 에너지대사의 약 10퍼센트 정도에 이른다는 보고도 있다. 소화되지 않은 유기물질과 세균이 함께 산소를 빨아들이면 대장 내부는 사실상 무산소 상태가 되는데, 대체로 산소 농도는 대기 수준의 0.1퍼센트 이하가 된다.

어떤 미생물은 동료들의 죽은 세포 아래에서 산소를 피해 산다. 스트로마톨라이트(stromatolitic) 안에 사는 혐기성 세포가 이런 종류에 속한다. 겹겹이 쌓인 죽은 세포 층 뒤에 숨는 것이다. 시아노 박테리아는 35억 년 동안이나 이렇게 생존해 왔다. 나아가 점액을 한 겹 분비해 그 안에 숨는 좀 더 세련된 방법을 사용하는 종류도 있다. 조개가 껍질을 가진 것처럼 점액을 분비해 캡슐을 만들고 그 속에서 독립생활을 하는 혐기성 미생물이 있다. 이때 이 점액 캡슐은 몇 가지 유리한 점을 가지고 있다.

1950년대 초 제임스 러브록(James Lovelock)은 강한 자외선으로 병동을 소독하면서 점액을 없앤 세균은 죽일 수 있지만, 원 상태 그대로인 세균은 정상 수준보다 100배나 강한 자외선에도 죽지 않는다는 것을 발견했다. 살아 있는 세포가 방사선에 손상되는 이유는 물에서 활성산소가 형성되기 때문이다. 점액은 활성산소에 의한 손상을 막아 주기 때문에 아주 강한 방사선이 내리쬐는 환경에서도 세균이 살아남을 수 있게 해 준다. 콧물이나 가래의 주성분인 물질이 이런 놀라운 특성을 가지고 있다. 실제로 점액은 활성산소를 아주 잘 처리해 준다.

세균의 점액은 긴 사슬로 된 중합체로 이루어져 있다. 점액의 중합체는 모두 음전하를 띠고 있어서 철이나 망간처럼 양전하를

떤 원자를 없애 주는 역할을 한다. 이렇게 금속이 점액 외부에 존재하게 되면 활성산소의 연쇄반응도 마찬가지로 세균의 외부에서 일어나므로 점액의 안쪽에 위치하는 세균은 안전하게 된다.

놀라운 것은 우리 인간도 똑같은 방법을 사용한다는 것이다. 사람의 피부는 죽은 세포층을 이용해 내부의 살아 있는 진피층을 보호한다. 또한, 위와 장과 콧구멍과 기도와 폐에서는 점액을 만들어 산소의 공격과 세균의 공격을 막아 낸다. 산소를 피해 장에 숨어 사는 혐기성 세균처럼, 사람의 살아 있는 세포도 해로운 바깥 세계보다 산소 농도가 낮은 몸속에 숨어 살면서 점액으로 자신을 보호한다.

하지만, 산소의 독성을 피하기 위해 무조건 피할 수는 없다. 산소에 의존해 살아가는 생물은 에너지를 만들기 위해 반드시 산소가 필요하기 때문이다. 그래서 무조건적인 도피는 불가능할 뿐 아니라 대사적으로도 불리하다. 그래서 생물은 항산화 효소와 활성산소 제거제를 이용해 활성산소의 위험한 효과를 방지하거나 억누른다.

항산화 효소 중 가장 중요한 두 가지 효소는 SOD(과산화물제거효소 Superoxide dismutase)와 카탈라아제(catalase, 과산화수소를 물과 산소로 분해하는 효소)다. 산소를 소모하는 대부분의 생물은 모두 이 두 가지 효소를 가지고 있다. 이 효소는 거의 모든 호기성 생물에 존재한다. 시아노박테리아는 최초로 물을 이용해 산소를 만든 광합성 생물이다. 이 시아노 박테리아는 SOD와 카탈라아제를 이용해 자신이 만들어 낸 유독 물질로부터 스스로를 지키고 있었다. 이 효소는 생명이 탄생하고 얼마 되지 않았을 때부터 자외선으로 생긴 산소에 대항하기 위해 진화했다.

SOD는 활성산소를 연구하는 생화학자들이 가장 좋아하는 효소다. 1950년대 초부터 학자들은 노화와 질병에 대해 활성산소가 하는 역할을 연구하기 시작했지만, 별로 실적이 좋지 못했다. 그 후 이 효소의 중요성은 형질전환 생쥐 실험을 통해 알려졌다. 생쥐 유전자를 조작해 SOD를 만드는 유전자만 없애고 나머지는 정상적으로 놔두는 실험인데, 1996년에 휴스턴에 소재한 베일러 의과대학의 러셀 레보비츠 팀의 연구 발표에 따르면, 미토콘드리아에서 SOD를 만들지 못하도록 유전자를 조작한 생쥐는 태어난 지 3주 만에 죽었다. 빈혈이 심하게 생겼고, 운동신경세포 질환으로 몸이 쇠약해졌으며 빨리 지쳤다. 또한, 방향 감각이 상실되어 자꾸만 한쪽으로 기울어지고 비틀거렸다. 마치 자기 꼬리를 잡으려는 듯 맴돌기를 하였다. 그 생쥐를 해부해 보니 심장에 이상이 있었고, 간에 지방이 쌓여 있었다. 일주일이 넘게 살아남은 쥐의 미토콘드리아는 완전히 망가져 있었다. 특히 심장 근육이나 뇌처럼 대사율이 높은 조직의 경우 더욱 심했다. 사람의 경우에도 미토콘드리아 SOD에 약간의 결함이 있는 환자가 있는데, 주로 난소암과 인슐린 의존형 당뇨병에 많이 걸리고, 나중에 불임이나 신경 손상, 암 등의 문제가 추가로 생긴다.

세포 손상이 심해지기 전에 활성산소를 억제하려면, SOD와 몇몇 종류의 효소를 이용해 미리 과산화수소를 없애야 한다. 그래서 비타민C나 비타민E 같은 항산화제를 음식으로 섭취해야 한다. 이렇게 복용하는 항산화제를 '연쇄반응 차단 항산화제'라고 하는데, 히드록실 라디칼이 이미 시작한 활성산소의 연쇄반응을 끊어버리기 때문이다.

연쇄반응 차단 항산화제는 대부분 전자를 내주는 방식을 사용하는데, 이것은 비타민C의 작용과 같다. 카로티노이드, 플라비노이드, 페놀, 탄닌 등 널리 알려진 많은 항산화제는 식물을 먹어 섭취해야 한다. 이 항산화제가 인체에 꼭 필요하기 때문에 일반적으로 과일과 야채가 몸에 좋다고 하는 것이다.

연쇄반응 차단 항산화제는 유용한 경우도 있지만, 인체에 해를 주는 경우도 있다. 예를 들어, 요산은 강력한 항산화제이지만, 그 농도가 높아지면 관절에서 결정을 형성하고, 염증과 심각한 통증을 유발한다. 이것이 바로 통풍이다.

비타민C 같은 연쇄반응 차단 항산화제는 금세 소모된다. 글루타티온에 의해 재생되기는 하지만, 항상 손실이 발생한다. 항산화제가 고갈되면 같은 수만큼의 활성산소가 더 많은 손상을 만들어 낸다. 그래서 항산화제의 생산 장치가 건강하게 유지되는 것과 항산화제의 지속적인 섭취가 중요하다.

과일을 먹어서 얻는 이익은 또 다른 요소와의 관계에 있다. 약간의 독성 물질을 몸에 집어넣어 헴 옥시게나제 같은 스트레스 단백질을 만들도록 자극하는 것이다. 원래 과일에는 약간의 독성 물질이 있어 초식동물이 마구 먹어치우거나, 다 익기 전에 먹히는 것을 방지한다. 이런 이유로 과일이 사람에게 주는 이익은 아마도 항산화제와 가벼운 독성 물질의 균형에 있는 것 같다.

하지만, 항산화제가 사람을 영원히 살게 해 준다고 생각해서는 안된다. 사람의 몸은 각 세포 구조에서부터 인간의 전체 모습에 이르기까지 모든 것이 항산화 장치다. 항산화제를 복용하는 것 이상으로 조화로운 몸 상태를 만드는 것이 중요하다. 지나치게 많은 항산화제의 복용은 오히려 체내에서 정상적인 항산화 효소의 생산을 저해하거나 항산화대사 과정에 방해 요소로 작용할 수 있기 때문이다.

# 에너지가 필요하다

 사람은 항온동물이다. 36.5도의 체온을 유지하며 산다. 그래서 늘 에너지가 필요하다. 아니 항상 에너지가 부족하다. 산다는 것은 그 자체가 에너지의 소모 과정이자 보충 과정이기 때문이다. 사람은 에너지를 보충하기 위해 음식을 먹는다. 사람이 섭취한 음식이 모두 에너지가 되는 것도 아니다. 먹은 음식을 소화시키기 위해 또 다른 에너지가 소모된다. 한 끼 식사의 반은 그 음식을 소화시키는 데 사용된다. 그래서 밥을 먹고 나면 졸리고, 또한 피곤하기까지 하다.
 겨울이면 사는 것이 더 힘들다. 왜냐하면 바깥공기가 차므로 인체에서 소모되는 열이 더 많기 때문이다. 적절하게 보온을 해 주지 않으면 몸속의 열기(에너지)가 모두 빠져 나가 저체온증으로 사망에 이르게 된다. 영화 〈타이타닉〉에서 배가 침몰하고 물에 빠진

사람들이 하나둘 씩 죽는 장면이 나온다. 실제로 바닷물이 아주 차지 않더라도 사람의 체온보다는 그 온도가 낮을 뿐만 아니라 물은 무한히 많기 때문에 사람은 에너지를 잃게 된다. 결국 사람의 체온이 바닷물의 온도 쪽으로 계속 기울면 저체온증으로 사망하게 되는 것이다. 그래서 겨울철에 더 잘 먹어야 한다.

그렇다고 여름이라고 해서 사는 게 더 쉽지는 않다. 사람의 몸은 체온이 너무 올라가도 견디지 못한다. 체내에서는 생명을 유지하기 위해 끊임없이 세포 재생이 일어나고 노폐물을 처리한다. 이 과정에서 열이 발생하는데, 이 열을 적절히 처리해 주어야 쾌적한 삶이 유지될 수 있다. 그런데 외부 온도가 지나치게 높아지면 이 열을 처리하지 못해 체내에 축적된다. 또한, 열을 처리하기 위해 지나치게 많은 땀을 흘리게 되면 수분 손실로 인해 체내 환경은 더욱 나빠지게 된다.

더우나 추우나 인체가 힘들기는 마찬가지다. 또한, 겨울에서 봄, 봄에서 여름, 여름에서 가을, 가을에서 겨울, 다시 겨울에서 봄으로 이어지는 환경의 극적인 변화는 인체에 엄청난 스트레스로 작용한다. 그래서 사계절이 뚜렷한 한국의 기후보다 사계절 따뜻한 (너무 덥지 않은) 지중해 기후나 캘리포니아 기후가 건강에는 더 좋은가 보다.

사람의 에너지 정도를 뭐라고 해야 하나? 정력이라고 할까? 체력이라고 할까? 사람의 체력은 늘 일정하지 않다. 자동차는 공장에서 나올 때 이미 엔진의 출력이 정해진다. 2,000시시의 자동차는 늘 2,000시시다. 물론 많이 사용을 하면 출력이 떨어진다. 많이 사용해서 더 출력이 좋아지는 경우는 없다. 그런데 사람의 경우는 좀 다르다. 사람의 체력은 고정되어 있지 않고 항상 변한다. 타고나기를 튼튼하게 타고나든 약하게 타고나든 후천적으로 살면서 조금씩 변한다. 심장의 힘이 변하고, 근육의 크기가 변한다. 당연히 사람의 경우도 나이가 들어갈수록 근력이 약해진다. 하지만, 노력 여하에 따라 그 변이를 줄일 수 있고, 주어진 범위 내에서 심장과 근육의 출력을 높일 수 있다. 이 노력에 있어 가장 중요한 것이 운동이다.

운동이란 하는 당시에는 고통을 수반한다. 심장이 터질 것 같고, 숨이 막힐 것 같고, 근육이 부서져 버릴 것 같다. 하지만, 이러한 자극이 지속되면 심장은 점점 출력이 좋아진다. 10분 만에 지치던 몸이 20분을 견디게 되고, 1시간 2시간으로 그 시간을 늘려간다. 근육의 힘이나 지구력도 마찬가지로 늘어난다. 심장도 근육이므로 근육의 크기가 커지고, 근세포 내의 미토콘드리아 숫자도 늘어난다.

두 개의 심장을 가진 산소 탱크 박지성 선수의 심장은 아마 보통 사람보다 훨씬 클 것이고, 세포 내의 미토콘드리아 숫자도 많을 것이다. 하지만, 천하의 박지성 선수라도 강력한 출력을 영원히 유지하지는 못한다. 그도 90분 경기를 하고 나면 지친다. 90분 경기를 소화하기 위해, 그만큼의 체력을 유지하기 위해 경기 외의 시간에 꾸준히 운동을 하는 이유가 심장과 근육의 출력이 변하기 때문이다. 운동선수들이 운동을 쉬게 되면 겪는 가장 큰 어려움이 바로 이 심장과 근육의 출력을 유지하는 것이다. 박지성 선수조차도 3개월 정도 운동을 쉬게 되면 금세 심장과 근육의 출력이 줄어들게 마련이다.

운동을 통해 인체의 에너지대사를 증가시킬 수 있다. 하지만, 밥을 먹는 것과 마찬가지로 운동도 오늘 많이 하고 내일 쉴 수 있는 것이 아니다. 매일매일 조금씩 공급을 해 주어야 효과가 있다. 먹는 행위만큼이나 지속성이 중요하다.

결론적으로 사람은 에너지가 생명이다. 풍부한 에너지가 있어야만 잘 살 수 있다. 에너지는 늘 부족하다. 그래서 잘 먹어야 한다. 잘 먹기 위해서는 소화기관이 튼튼해야 한다. 에너지 출력은 일정하지 않다. 높은 에너지 출력을 원한다면 운동을 해야 한다. 운동을 통해 심장과 폐를 튼튼히 해야 한다. 근육과 혈관의 양을 늘려야 한다. 그래서 혈액순환의 양과 효율을 증대시켜야 한다. 그리고 지속적인 운동으로 그 상태를 유지시켜야만 한다.

# 생명의 에너지

## 선천지기(호흡)와 후천지기(소화)

에너지 생산을 위해서는 먹어야 하고, 숨을 쉬어야 한다. 그래서 먹는 것과 숨쉬기를 담당하는 소화기관과 호흡기관의 건강은 질병관리에 있어서 아주 중요하다.

에너지 생산이란 열을 만드는 과정으로, 이를 위해서는 연료와 산소가 필수적이다. 물론 간혹 산소가 필요하지 않은 예외적인 경우도 있다. 만약 아득한 옛날 미토콘드리아가 생명체의 몸속에 들어와 공생하지 않았다면 산소는 필요 없는 물질이었을 것이다.

사람의 몸을 움직이는 연료의 원천은 음식물이다. 음식으로 섭취한 연료를 태워 에너지를 만들기 위해서 필요한 산소는 폐를 통한 호흡으로 받아들인다. 입으로 들어온 음식물은 위와 소장을 통해 소화되는데, 이렇게 만들어진 영양분을 혈액이 싣고 온몸을 순환한다. 또한, 폐를 통해 들어온 산소 역시 혈액을 통해 온몸을 순환한다. 즉, 에너지 생산의 모든 과정은 혈액순환에 의해 완성된다. 에너지가 아무리 많이 만들어지더라도 수송이라는 과정을 거치지 않고서는 무용지물이기 때문이다.

### 1. 소화

보기 좋은 떡이 맛도 좋다는 말이 있다. 맛 좋고 영양이 듬뿍 담긴 음식을 사랑하는 사람과 함께 먹을 때 에너지 효율이 가장 높다. 왜냐하면 음식을 먹는다는 것이 단지 입에서 시작되는 것이 아니라 오감을 통한 정보 획득이 소화의 첫 번째 과정이기 때문이다. 맑고 부드러운 와인의 색깔을 보고 향을 취하고 그 맛을 상상한 후에 비로소 입으로 혀로 그 맛을 보고 삼키는 것이 소화의 첫 번째 과정이다. 그래서 음식을 먹는 소화 과정에서 오감을 통한 우리 뇌의 준비 과정이 필수적이다. 스트레스가 음식물의 소화 과정에 부정적인 영향을 주는 이유도 이 때문이다.

침샘에서 분비된 침(타액)은 윤활 작용과 더불어 탄수화물과 지방의 소화를 시작하고, 음식에 묻어온 독소나 세균에 대해 방어 작용을 한다. 또한, 침 속에는 파로틴이라고 하는 노화 방지 성분과 함께 음식물 속에 포함된 세균이나 독성 물질을 중화시키는 IgA(항체의 일종)라고 하는 면역 물질이 들어 있다. 이러한 타액(침)은 하루에 1리터 정도 분비된다.

입에서 씹어 어느 정도 잘게 부서진 음식물은 식도를 타고 위장으로 간다. 위장은 강력한 근육 주머니로 음식을 갈고 부수는 맷돌에 비유할 수 있다. 또한, 위장에서 분비되는 위산과 펩신(단백질 분해 효소)은 음식물을 녹여 죽을 만드는 기능을 하는데, 이 과정을 완성하기 위해서는 많은 에너지가 필요하다. 즉, 위장이 힘을 내고 많은 양의 물질을 생산하려면 그만큼 혈액 공급이 중요하다는 말이다. 위산은 하루 약 1.5리터 정도 분비된다.

위장의 바깥쪽은 평활근이라는 근육으로 싸여 있다. 반면 안쪽은 점막층으로 덮여 있고 항상 촉촉하게 젖어 있다. 이 구조에 대한 이해를 위해 입술 안쪽과 바깥쪽을 살펴보자. 입술의 바깥쪽은 피부로 건조한 면이다. 반면 그 안쪽은 혈관이 보이는 얇은 막으로 되어 있으며 점액으로 덮여 있다. 이렇게 점액으로 덮인 얇은 층이 소화기 전체 내부 표면을 형성하는데, 이를 점막 구조라 일컫는다.

위산과 펩신 그리고 위장의 강력한 근육의 힘에 의해 부서지고 갈려 죽이 된 음식물은 비로소 위장의 아래쪽 문인 유문을 거쳐 십이지장으로 들어간다. 십이지장으로 들어간 음식물은 위산과 섞여 있기 때문에 강한 산성을 띠고 있다. 위장의 점막은 이러한 산성에 잘 견딜 수 있도록 만들어져 있다. 그러나 십이지장은 위산의 독성에 잘 견디지 못한다. 결과적으로 위산의 공격에 노출된 십이지장은 궤양이 쉽게 발생한다. 십이지장에서는 간에서 만들어지고 담낭에 저장되어 있던 담즙이 분출되어 음식물과 섞여 소화의 세 번째 과정을 수행한다. 또한, 췌장에서는 단백질, 탄수화물, 지방을 분해하는 소화액이 한꺼번에 쏟아져 들어온다. 췌장은 인체 내에서 가장 많은 단백질(소화효소)을 생산해 내는 곳이기도 하다. 이외에도 췌장에서는 다량의 중탄산액을 분비하는데, 이는 음식물과 뒤섞여 있는 위산을 중화시키는 역할을 한다. 이때 중탄산액은 위장에서 내려온 음식의 산도를 중화시킬 만한 양이 자율적으로 분비된다. 위산이 강한 산성인데 반해 중탄산액은 알칼리성이다. 따라서 위산이 충분히 나오는 사람은 중탄산액 역시 부족함 없이 공급된다. 보통 담즙은 하루 약 1리터 그리고 췌장액은 하루 약 2리터 정도 분비된다.

소장은 공장과 회장의 두 부분으로 나눌 수 있다. 소장의 위쪽을 공장, 아래쪽을 회장이라 부른다. 이는 각각의 역할이 조금 다르기 때문이다. 대부분의 소화 과정은 위쪽 공장에서 이루어지는데, 이 공장에서 음식물의 진행 속도는 상당히 빨라 이곳에서는 세균의 서식도 많지 않고 질병도 거의 없다. 하지만, 회장으로 들어서게 되면 음식물의 진행 속도가 현저히 느려지고 음식물 찌꺼기는 숙성 과정을 겪게 된다. 속도가 느려지면서 세균이나 독소의 양이 증가하고, 그에 따라 회장에서부터 면역 세포의 수가 증가하게 된다.

소장을 지나면서 소화된 음식물은 소장과 대장을 이어 주는 하나의 문을 지나게 되는데, 이것을 회맹판이라 한다. 이는 소장의 끝 부분과 대장의 첫 부분인 맹장을 이어 주는 문으로서, 대장으로 넘어온 음식물 찌꺼기가 다시 소장으로 역류하는 것을 막아 주는 역할을 수행한다. 이곳은 염증성장질환이 잘 발생하는 부분이기도 하다.

소장의 표면은 마치 털로 덮인 카펫처럼 수많은 융모로 채워져 있다. 이 수많은 융모로 인해 소장의 표면적은 엄청나게 넓어진다.

그래서 음식물의 온도가 체온에 크게 영향을 미치는 것이다. 한여름에 수박 몇 덩이를 과하게 먹고 나면 배가 사르르 아프고 설사가 나는 이유는 이렇다. 많은 양의 찬 음식과 물이 소장을 적시면 주변 혈액이 에너지를 빼앗겨 열을 잃게 된다. 이때 차가워진 장은 많은 양의 음식물을 간직하기 어려워지고, 음식물을 장 밖으로 쏟아내면서 설사로 이어진다. 결과적으로 장주변의 차가워진 혈액에 의해 체온은 내려가고 시원해진다. 반대로 추운 겨울날 마시는 한 컵의 따뜻한 어묵 국물은 온몸을 후끈하게 만들어 준다.

대장의 주 임무는 수분을 흡수하고 음식물 찌꺼기를 둥글게 뭉쳐 배출되기 쉽게 만드는 것이다. 대장에는 소장처럼 융모가 없어 대장 표면은 미끈하다. 하지만, 대장에서도 여전히 영양분의 흡수가 이루어진다. 음식물과 함께 섞여 온 소화효소가 지속적으로 작용하고 미생물에 의한 분해 작용도 계속되기 때문이다. 대장 표면이 미끈한 이유는 '똥이 잘 미끄러져 내려갈 수 있도록 하기 위해서'다. 즉, 대장이 하는 일을 크게 나누어 말하면 수분 흡수와 저장 그리고 약간의 영양분 흡수, 찌꺼기 배출로 요약할 수 있다.

소장에서 대장으로 들어간 음식물 찌꺼기는 하루 동안 약 1.5~2.0리터 정도 된다. 하지만, 항문을 통해 배출되는 똥은 하루 동안 약 150~200시시 정도. 큰 페트병 하나 반 정도가 들어와서 작은 드링크 병 하나 정도가 나가는 셈인 것이다. 이때 90퍼센트 정도의 수분이 모두 재흡수된다. 이렇게 인체의 물은 콩팥에서만 재흡수되는 것이 아니다. 대장에서 최종적으로 재흡수되며, 그 양이 조절된다. 실제로 콩팥에서 작용하는 알도스테론이라는 호르몬은 대장에서도 똑같이 작용한다. 나트륨 이온($Na^+$)을 재흡수 하여 체액의 양을 늘리고 혈압을 높이는 것이 바로 알도스테론의 일이다.

변비 환자의 경우 대장에서의 수분 재흡수가 과도하게 일어나는 경우가 많다. 반면 수분 흡수가 제대로 이루어지지 않으면 똥에는 물기가 지나치게 많아지는데, 이는 곧 묽은 변이나 설사로 이어진다.

대장의 주요 기능 중 하나가 저장 기능이다. 대장에서 만들어진 똥은 약 하루 동안 저장된 다음 체외로 배출된다. 저장되는 시간은 사람마다 편차가 심하다. 어떤 이는 하루에 두 번 화장실을 가기도 하고, 또 어떤 이는 이틀에 한 번 가기도 하는데, 이 정도는 모두 정상 범주에 속한다.

이외에도 대장이 하는 일은 무수히 많다. 이를테면 장내 세균의 도움을 받아 비타민을 생산하거나 유산균의 도움으로 젖산과 같은 유기산을 공급받아 여분의 에너지로 사용하는 것 등이 바로 그것이다.

소화기관은 사람의 몸속이 아니다. 소화기관은 입에서부터 항문까지 하나의 긴 대롱을 이루고 몸을 관통하고 있다. 속이 빈 어묵의 안쪽과 같이 소화기관은 우리 몸의 내부가 아니다. 그 사이를 음식물이 지나가면서 소화되고 분해된 영양분이 소장과 대장의 장 점막을 통해 혈관으로 들어오면 비로소 내 몸속에 들어온 것이고 동시에 나의 일부가 되는 것이다. 그 외에 몸속으로 흡수되지 못한 것은 그냥 지나가는 나그네에 불과하다.

물론 이러한 복잡한 과정을 모두 외우고 있어야 하는 것은 아니다. 다만 한 가지 잊지 말아야 할 것은 내가 먹은 음식이 바로 내 자신이 된다는 것이다. 내가 먹은 음식이 나의 몸을 구성하는 원료가 되고, 나의 감정을 조절하는 호르몬을 만드는 재료가 된다. 내가 즐겨 먹는 음식이 나의 정체성을 결정한다.

**2. 호흡**

음식물만 섭취한다고 해서 에너지가 만들어지지 않는다. 에너지는 산화작용을 거치면서 만들어진다. 산화작용을 위해서는 산소가 필요하고, 산소는 폐를 통한 호흡으로 인체 내부로 들어온다.

최근 활성산소에 관한 논의가 활발하다. 혹자는 활성산소가 암을 일으킨다고도 하고, 모든 병의 원인이 된다고도 한다. 분명 산소는 좋은 역할과 나쁜 역할을 아우르기에 우리 몸에 아주 많은 역할을 하고 있는 것이 사실이다.

린 마굴리스의 주장에 따르면 "우리 몸은 최소한 두 가지 종류의 생물이 합쳐진 형태를 띠고 있다. 인간의 세포 속에는 미토콘드리아란 기관이 있는데, 이 기관에서 산소를 이용하여 많은 양의 에너지를 생산해 낸다. 미토콘드리아는 자신만의 DNA를 가지고 있기 때문에 아주 오래전 생명이 진화를 거듭하면서 현재의 사람 세포인 진핵세포(핵이 있는 세포) 내에 들어와 공생을 하고 있는 형태가 되었다"고 한다.

만약 미토콘드리아가 없었다면 인간은 포도당을 해당작용에만 사용하여 수많은 세포로 이루어진 다세포의 몸을 유지하기 힘들었을 것이다. 우리가 흔히 유산소운동이라고 하는 것이 바로 이 미토콘드리아를 통해 산소를 소모하고 ATP라는 에너지 저장물질을 대량 생산해 내는 과정을 말한다. 여기서 무산소 운동이란 산소를 사용하지 않는 해당작용만을 수행하고 소량의 ATP만을 생산해 내는 것을 일컫는다.

100미터 달리기 선수가 숨을 쉬지 않고 달리는 동안 몸속에서는 산소를 소모하지 않고 단지 한 분자의 포도당을 분해하여 2개의 ATP만을 생산해 낸다. 에너지 효율은 나쁘지만 무산소운동은 아주 빠르게 에너지를 공급할 수 있다는 장점이 있다.

반면 마라톤이나 등산과 같은 유산소운동은 시간이 조금 지연되기도 하지만, 한 분자의 포도당을 이용하여 해당작용을 수행하고, 그 결과로 나온 수소 이온을 다시 미토콘드리아로 보내 36~38개의 ATP를 만들어 낸다. 2개와 38개의 차이는 에너지 대혁명에 가깝다. 이렇게 산소는 우리 몸의 에너지 효율을 극대화시킴으로써 사람의 거대한 몸을 유지하는 생명의 원천이 된다.

산소의 쓰임새는 다양하다. 에너지를 생산할 때도 산소가 필요하고, 영양분을 분해할 때도 산소가 필요하고, 외부 침입자를 녹여 없앨 때도 산소는 필요하다. 암세포로 변한 세포의 DNA를 손상시킨 주범도 바로 산소이고, 암을 죽일 수 있는 도구도 산소다. 이처럼 산소는 선악의 두 얼굴을 가지고 있다. 물론 이 산소를 어떻게 이용할 것인가에 대한 결정은 우리 자신의 몫이다.

산소의 사용도 마음과 관련되어 있다. 긴장되고 과열된 삶을 살다보면 몸의 에너지대사의 양은 늘어나고 활성산소가 증가한다.

또한, 혈액순환은 약해지는 반면 산소를 사용하지 않는 해당작용은 증가한다. 이로 인해 노폐물은 늘어나고 산소는 지방산과 결합하여 염증을 일으키고 DNA를 공격하여 결국 암을 유발한다. 암세포는 해당작용만을 이용해 에너지를 생산한다. 그래서 엄청난 양의 에너지를 필요로 하는 것인데, 이 에너지를 조달하기 위해서 수많은 새로운 혈관을 만들고, 수소 이온과 젖산이라는 노폐물을 대량 생산한다. 그래서 암환자의 혈액은 점점 더 탁해진다.

통증이 있는 곳이나 염증 혹은 종양이 있는 모든 곳은 대개 허혈 상태에 빠져 있기 마련이다. 혈액순환이 막혀 산소가 부족할 뿐만 아니라 산소를 소모하지 않는 무산소 해당작용만을 하기 때문이다. 하지만, 중요한 것은 이 염증이나 종양을 파괴하기 위해 필요한 것도 바로 산소라는 사실이다. 산소가 충분히 공급되면 인체는 비로소 치유를 시작한다. 이때 필요한 산소는 호흡을 통해 몸속으로 들어온다. 사람은 누구나 호흡을 한다. 하지만, 누구나 호흡을 잘 하는 것은 아니다. 제대로 된 호흡을 하기 위해서는 많은 노력이 필요하다(제대로 된 호흡법은 『행동하기』 편 참조).

호흡은 혈액순환에 힘을 실어 준다. 하지와 내장을 통과한 혈액은 대정맥을 통해 심장으로 들어간다. 심장으로 들어온 혈액은 폐로 가고, 다시 심장으로 돌아온다. 그래서 폐가 크고 튼튼하면 심장의 부담을 줄여 준다. 호흡을 위한 근육은 횡격막을 중심으로 체간에 분포한다. 깊은 흡기(들이마시는 숨)와 충분히 긴 호기(내쉬는 숨)는 호흡 근육을 들어 올리고 내려놓는다. 이 과정에서 림프 순환이 일어난다. 동맥과 정맥을 통한 혈액순환보다 네 배나 많은 체액이 림프관을 통해 심장으로 들어간다. 간과 콩팥을 제외하고 우리 몸을 정화하는 또 다른 기관은 림프관이다. 림프관은 체액 속의 노폐물, 독소, 외부 항원(세균이나 바이러스)을 살균, 소독, 해독하는 기관이다. 그래서 림프관의 순환은 동정맥을 통한 순환 이상으로 중요하다. 호흡은 이렇게 느리고 확실한 구동 장치가 없는 림프액의 순환을 돕는 역할도 한다.

호흡은 산소를 빨아들여 몸 구석구석으로 배달하고, 일을 하고 남은 이산화탄소를 몸 밖으로 내놓는다. 이때 산소와 이산화탄소를 싣고 다니는 배달부는 혈액이다. 결국 호흡의 완성은 혈액순환에 의해 이루어지고, 혈액순환은 호흡에 의해 완성된다.

## 혈액순환이 중요하다

피는 돌아야 한다. 심장에서 나온 혈액이 동맥을 타고 조직으로 운반되고, 조직에서 일을 마친 혈액은 다시 정맥을 타고 심장으로 돌아온다. 동맥과 정맥은 큰 혈관이다. 이렇게 큰 혈관이 손상되는 경우는 많지 않다. 주로 오랜 시간에 걸쳐 혈관 내부에 손상을 일으키는 것이 보통이다. 하지만, 말초 혈관은 수시로 그 환경이 변한다. 약간의 스트레스에도 말초 혈관의 순환이 나빠진다. 사람이 화를 내면 교감신경이 흥분을 하게 되고, 교감신경이 흥분하게 되면 말초 순환은 금방 약해진다. 그래서 늘 긴장하고 스트레스에 노출된 사람이 말초 순환장애가 많다. 이를테면 손발이 차고 저리며, 근육과 관절의 통증이 증가한다.

말초 혈관은 식물의 나뭇잎이나 잔가지와 같다. 금방 부러져 없어지고 또 새로 생긴다. 추우면 떨어져 없어지고 따뜻해지면 다시 나는 나뭇잎처럼 말초 혈관도 날씨가 추워지면 줄어들고 따뜻한 봄이 오면 재생된다. 즉, 스트레스를 받으면 사라지고 닫히고, 긴장이 풀리고 행복하면 재생된다.

혈액을 사지로 보내는 심장의 힘을 혈압이라고 한다. 혈압을 산출하는 가장 간단한 공식이 '체액량 × 말초저항'이다. 동맥이나 정맥 같은 큰 혈관은 혈압에 큰 영향을 미치지 못한다. 오히려 손끝 발끝에 있는 말초 혈관이 더 큰 영향을 미친다. 그래서 말초 혈관이 닫히는 추운 겨울에는 혈압이 상승한다. 그 결과 겨울에 뇌혈관이 터지는 중풍이 증가하는 것이다.

말초 혈관 상태는 운동에 아주 큰 영향을 받는다. 말초 혈관은 나무의 잔가지와 같다고 했다. 있다가 없다가 한다. 운동을 많이 하는 사람일수록 말초 혈관이 발달한다. 말초 혈관으로 혈액이 충분히 공급되면 세포의 생명력은 증가하는 반면 혈압은 떨어진다. 반면 말초 혈관이 발달하지 못하고 모두 닫혀 있거나 그 양이 부족하면 손끝 발끝까지 혈액을 보내기 위해 심장은 혈압을 높인다. 이는 고혈압이라는 병을 치료하기 위해서 운동이 얼마나 중요한지 말해 주는 대목이다.

피는 생명의 근본이다. 사람이 가진 혈액의 3분의 1 정도를 잃으면 생명이 위태롭게 된다. 혈액 속에는 모든 것이 있다. 혈액은 인체의 모든 조직에 영양을 공급하고, 면역 세포를 공급해 외적에 대비하고, 노폐물을 처리해 준다. 이러한 혈액이 공급되지 않으면 뇌세포는 불과 3분 만에 죽어버린다. 당뇨병 환자의 발가락이 썩어 버리는 버거시병의 경우도 발가락의 말초 혈관이 막혀 발생한다. 감기 바이러스가 상기도에 침입하면 바이러스를 죽이기 위해 많은 양의 혈액을 공급한다. 그래서 편도선이 붓고 열이 심하게 나게 된다. 혈액은 인체 구석구석을 돌면서 노폐물을 처리한다. 즉, 근육에 쌓인 젖산을 간으로 수송하고, 쓰고 남은 찌꺼기를 분해한다. 160그램의 콩팥은 하루 160리터의 혈액을 걸러 낸다.

혈액순환은 에너지에 의존한다. 에너지대사의 양이 풍부한 사람은 혈액순환이 원활하지만, 에너지대사의 양이 풍부하지 못한 사람은 혈액순환이 어렵다.

사람의 에너지대사에 관계하는 대표적인 호르몬으로 갑상선호르몬, 인슐린, 아드레날린 등을 들 수 있다. 이들 호르몬이 풍부할 때 사람은 약간 몸이 더운 상태가 된다. 반대로 이들 호르몬이 부족해지면 사람의 몸은 차가워지고, 붓고, 통증이 증가한다. 혈액 공급이 잘되지 않기 때문이다.

예를 들어, 갑상선기능항진증 환자의 경우 몸이 덥고, 열이 나므로 그 열을 식히기 위해 땀이 나고, 신경의 활동도 지나치게 항진되어 가만히 있지 못하는 상태가 된다. 그 결과 에너지 소모가 지나치게 많아져 빨리 지친다. 반대로 갑상선기능저하증 환자의 경우 에너지대사가 잘 이루어지지 않고, 에너지가 늘 부족한 상태에 있다. 그래서 몸이 차갑고, 저리고, 아프고, 집중력이 떨어지고, 혈액이 잘 돌지 못하므로 몸이 붓고, 늘 지쳐 있게 된다.

인슐린이 주로 혈당을 내리는 데 관여하는 반면, 아드레날린은 혈당을 높여 에너지대사에 영향을 준다. 영화 〈아드레날린〉을 본 사람이라면 제이슨 스타뎀의 고군분투하는 모습에서 아드레날린의 역할을 쉽게 이해할 수 있을 것이다.

그런데 갑상선과 인슐린, 아드레날린은 모두 샘(분비선)에서 만들어진다. 그래서 이 호르몬은 어떤 이유에서 과소비가 되고 나면 항상 마지막에는 고갈된다는 공통점을 가진다. 갑상선기능항진증 환자의 경우 결국에는 갑상선기능저하증 환자가 되고, 당뇨병 환자가 처음에는 인슐린 분비를 촉진하는 약을 먹다가 나중에는 인슐린 주사를 맞게 되고, 아드레날린 분비가 과잉된 사람의 경우 부신이 고갈되는 '부신(副腎)스트레스 증후군(adrenal stress syndrome)'에 빠지게 된다. 이런 이유로 이 세 가지 호르몬은 아껴 써야 한다. 지나치게 몸을 흥분시키는 자극, 스트레스, 긴장을 멀리해야 하는 이유다.

혈액순환을 촉진하는 방법에는 크게 세 가지가 있다.

첫 번째는 운동이다. 운동만이 지속적으로 혈관을 튼튼히 하고, 심장을 튼튼히 하는 등 구조적으로 혈액순환을 촉진하다.

두 번째는 심리적인 것이다. 행복감과 만족감이 자율신경에 영향을 미쳐 부교감신경을 튼튼히 하고 말초 순환을 촉진한다. 스트레스와 긴장은 교감신경을 자극하여 전신의 혈관을 거의 절반 가량 수축시키고 말초 순환을 방해한다.

세 번째는 약을 복용하는 방법이다. 그런데 약의 복용은 한방과 양방의 차이가 있다. 대개 양방에서 말하는 혈액순환 촉진제의 경우 혈액을 묽게 하는 약이 많다. 쿠마린, 아스피린, 은행 추출물 등이 이에 속한다. 이는 혈액응고를 방지하여 혈액 흐름을 좋게 하려는 것이다. 물론 혈액응고를 방해하여 혈액이 묽어지면 흐름은 개선된다. 하지만, 혈액을 순환시키는 힘(power)은 빠져 있다. 또 쿠마린이나 아스피린의 경우 출혈이 증가하는 부작용도 있으므로 혈액순환 촉진을 위해 사용할 때는 약간의 주의가 필요하다.

    필자는 혈액순환은 단순히 혈액의 맑고 탁함의 문제가 아니라 에너지의 문제라는 것을 말하고 싶다. 혈액을 순환시키는 힘에 관한 것 말이다. 즉, 혈액을 순환시키는 심장과 폐의 힘, 근육의 힘, 세포의 대사능력, 신경의 조절 능력 들을 모두 포함하는 포괄적 개념에서의 혈액순환을 말한다. 그래서 혈액순환이 중요하다. 혈액순환이 잘되어야 영양 공급이 되고, 노폐물이 제거되고, 면역기능이 수행되고, 정신이 맑아지고, 몸이 제대로 작동한다.

## 마음이 곧 뇌다

한방에서는 심장을 군화(君火)라 칭한다. 모든 장기의 군주 역할을 하는 곳이 심장이기 때문이다. 사람의 감정 변화에 따라 수시로 변화를 보여 주는 곳이 심장이다. 이러한 심장은 인체 장기 중에서 가장 많은 신경이 분포된 곳이다. 그래서 희로애락의 감정 변화에 따라 박동이 빨라졌다 느려졌다, 압력이 증가했다 줄었다를 반복함은 물론이고, 그 변화를 수시로 느낄 수 있는 곳도 바로 심장이다. 이런 이유로 옛 사람들은 심장에 마음이 있다고 생각했고, 스트레스로 인해서 병이 들면 심장이 가장 먼저 병든다고 여겼다.

심장은 혈액을 움직이는 펌프로서 혈액이 가장 많이 모이고 지나가는 곳이다. 그래서 심장의 이상은 곧 혈액 수송에 이상을 초래하게 된다. 스트레스나 긴장으로 인해 심장박동 수가 증가하면 심장에서는 열이 난다. 열을 간직한 혈액의 흐름이 증가하기 때문이다. 주로 심장에서 가깝고 혈관 분포가 많은 얼굴이 붉어지고, 가슴이 답답해지고, 머리가 뜨거워진다. 그래서 스트레스로 병이 나면 화가 쌓인다고 여겼다. 나아가 화기가 심장에 쌓여 병이 된다고 믿고, 그것을 '화병'이라 불렀다.

이제 우리는 안다, 마음이 심장에 있는 것이 아니라 뇌에 있다는 것을. 뇌는 천억 개의 신경세포로 채워져 있는데, 이들이 사람의 마음을 조절한다. 화가 나면 교감신경을 흥분시키고, 심장을 자극하여 심장박동을 증가시킨다. 마음이 편하고 즐거울 때는 부교감신경이 심장을 자극하여 심장박동이 줄어든다. 심장은 뇌의 작용에 따라 움직이는 부속기관에 불과하다.

사람의 뇌는 참 신비하다. 인체의 모든 기능은 뇌에서 조절될 뿐만 아니라 감정이나 기분의 발생도 모두 뇌의 한 작용에 속한다. 사람이 기쁘고 슬프고 화가 나는 것도 뇌에서 분비되는 도파민이나 세로토닌, 에피네프린 같은 정보 전달 물질의 분비량에 따라 결정되기 때문이다.

뇌가 사람의 삶을 영위하는 데 가장 중요한 장기인 만큼, 질병의 형성이나 치료에도 많은 역할을 수행한다. 뇌는 자율신경의 조절을 통해 인체의 혈액순환을 조절한다. 즉, 필요한 곳에 혈액을 공급하는 사령탑 역할을 한다. 망치질을 하면 팔로 혈액을 공급하고, 달리기를 하면 다리로 혈액을 공급하고, 음악을 들으면 귀로 혈액을 공급하고, 음식을 먹으면 위장으로 혈액을 공급한다. 그런데 이렇게 적재적소로의 혈액 공급이 잘되지 않으면 질병이 발생한다. 음식을 먹고 있는데 혈액이 위장으로 공급되지 않으면 체하거나 소화 장애가 일어난다. 망치질을 하고 있는데 혈액이 다리로 공급된다면 제대로 못을 박을 수 없다.

뇌는 가소성이 큰 기관이다. 항상 그 자리에 머물러 있지 않다. 매순간 그 모양과 기능이 변한다. 뇌신경은 시냅스 회로라는 네트워크 구조로 이루어져 있다. 하나의 세포에 여러 개의 발이 달려 있어 그 발이 전선 역할을 하고, 다른 신경세포와 통신을 하게 된다. 이렇게 여러 개의 세포가 얼기설기 그 발을 서로 연결하고 통신하면서 우리 몸을 조절하며 마음의 기능을 만들어 낸다. 몸이 편하고 마음이 편할 때는 이 세포 간의 시냅스 회로가 풍부하게 연결되어 서로 잘 조절된다. 반대로 몸에 병이 있고 마음이 편하지 않을 때는 시냅스 회로의 연결이 줄고 세포 간의 교류와 통신 또한 줄어든다. 그래서 혈액순환과 조절에 문제가 발생하고, 면역 기능의 조절에도 문제가 발생하고, 기억력도 줄어들고, 집중력도 떨어지게 된다.

뇌의 신경세포는 사람이 하는 일과 생각에 따라 그 기능이 특화된다. 음악을 하는 사람의 뇌는 청각과 손가락을 담당하는 뇌의 기능이 특화되고 발달하여 더 많은 수의 뇌신경을 그 영역에 포함시킨다. 그런가 하면 운동을 하는 사람의 뇌는 그 운동 종목에서 사용하는 손이나 발의 감각을 더욱 발달시켜 그 영역을 확장한다. 사기꾼의 뇌는 사기를 치기 위한 계략을 담당하는 부분이 더욱 커질 것이고, 우울증을 앓고 있는 사람의 뇌는 우울한 기분을 유지하기 위한 온갖 방법이 뇌 속을 채우게 될 것이다.

다만, 운동이나 음악 같은 긍정적인 자극은 뇌의 확장과 함께 이루어져 뇌신경의 네트워크가 점점 더 많아지는 반면, 우울증 같은 질병에 의한 자극은 뇌신경의 네트워크를 위축시켜 그 기능을 점점 단순화시킨다. 나아가 뇌신경의 숫자 자체도 줄어들게 된다. 그래서 오래도록 우울증을 앓아 오거나 질병을 장기간 앓다보면 기억력과 집중력이 떨어지게 되는데, 이는 뇌세포 숫자와 뇌세포 시냅스 네트워크 회로의 연결이 줄기 때문이다.

한편 노벨상을 탄 사람과 올림픽에서 금메달을 딴 사람은 최고의 뇌를 가진 사람이라고 보아도 좋다. 지속적인 운동과 지속적인 공부와 사색이 뇌를 발달시킨다. 나이가 들어 뇌신경의 숫자가 줄어든다고 해도, 그 네트워크가 잘 발달되어 있으면 신경의 숫자와는 상관없이 더 나은 기능을 발휘할 수 있다.

요컨대 뇌신경을 발달시키는 방법은 세 가지다.
첫째는 운동이다.
둘째는 공부다.
셋째는 기분이 좋아야 한다.

반면 뇌신경을 파괴하는 방법은 네 가지다.
첫째는 움직이지 않는 것이다.
둘째는 생각을 하지 않는 것이다.
셋째는 기분이 나쁜 것이다.
넷째는 독성 물질을 흡입하는 것이다.

사람의 신경은 기본적으로 변화에 반응한다. 즉, 움직임이 있어야만 기능을 발휘한다. 운동을 통해 여러 가지 움직임 자극을 지속적으로 받을 때 뇌신경은 활발히 작용하고 네트워크가 형성된다. 움직이지 않는 사람의 뇌는 녹아 없어진다. 공부는 뇌신경을 자극하는 아주 좋은 방법이다. 과학에 대해 공부하고, 사회에 대해 공부하고, 요리에 대해 공부하고, 연애에 대해 공부를 하게 되면 뇌신경은 그 자극에 반응하고 확장되고 네트워크를 형성한다. 생각을 하지 않는 뇌는 녹아서 없어진다. 텔레비전이나 영화를 보는 것, 음악을 듣는 것은 공부가 아니다. 휴식에 가깝다. 뇌를 능동적으로 움직이는 것이 아니라 수동적으로 움직이기 때문이다. 마치 소(영화나 음악)가 끄는 수레(뇌)처럼 광자극과 음성자극을 따라 뇌가 끌려간다. 그래서 휴식은 될지언정 뇌를 발달시키지는 못한다. 물론 영화를 보면서 평가를 하거나 토론을 하게 되는 경우는 다르다. 음악을 듣는 것도 마찬가지다. 악기를 배우고 연주하는 것은 뇌를 자극하고 네트워크를 만들 수 있다. 그냥 듣는 것은 휴식이다. 스트레스가 많아 휴식이 필요한 사람은 영화를 보거나 음악을 듣는 것이 좋다.

하지만, 뇌를 발달시키고자 하면 책을 읽거나 악기를 연주하는 것이 좋다. 영화를 보는 것이나 텔레비전 시청이 너무 과하면 뇌신경을 퇴화시키기도 한다. 광 자극과 전자파가 뇌를 괴롭히기 때문이다. 바람 때문에 저절로 움직이는 풍차와 같다. 미풍에는 여유롭게 날개를 돌리지만, 강풍이 지속적으로 불면 풍차의 날개가 망가질 수밖에 없다.

사람은 대개 잡생각을 싫어한다. 아주 고귀한 생각이나 생산적인 생각만을 하고 싶어 한다. 그러나 뇌는 그렇게 특별하지 않다. 뇌는 쉬는 것을 싫어한다. 뇌는 한순간도 쉬지 않고 뭔가를 하고자 한다. 그래서 생각을 멈추지 않는다. 어제 먹은 짜장면을 생각하고, 로또 당첨을 생각하고, 옆집 순이를 생각한다. 잡생각은 지극히 뇌의 정상적 기능이다. 이를 부정하다보면 그 자체가 스트레스가 된다. 오히려 뇌를 잘 활용하려면 잡생각을 더욱 열심히 하는 것이 좋은데, 뇌 발달에 도움이 되기 때문이다. 어제 먹은 짜장면집의 구조를 떠 올려보거나 맛을 상기해 보고, 짜장면을 먹으면서 나누었던 대화도 기억해 보자. 이때 뇌는 더욱 활발해지며 기능도 풍부해지고 안정이 된다. 로또에 당첨되면 해야 할 것을 더욱 깊이 생각해 보자. 어디에 얼마짜리 어떤 형태의 집을 사고, 사고 싶은 차의 종류나 배기량을 더욱 곰곰이 생각해 보자. 그러면 뇌는 더욱 기뻐할 것이다.

명상을 하다 실패하는 경우의 대부분이 잡생각을 없애고 무념무상의 상태에 들어가고자 할 때다. 뇌는 생각을 멈출 수 있는 기관이 아닌데, 생각이 없는 상태에 들어가고자 하니 되지 않는 것이다. 뇌가 생각을 멈추고 무념무상이 되는 것은 곧 열반이다. 즉, 죽음만이 이를 이룰 수 있을 뿐이다(명상의 완성은 집중력의 극대화에 있다). 생각을 하지 않는다는 것은 뇌 기능이 상실되었음을 말한다. 살기 위해서는 끊임없이 생각을 해야 한다. 그래야 집중력과 판단력, 기억력이 살아나고, 뇌 기능이 살아나야 몸이 살아난다. 다만, 부정적인 생각은 오히려 뇌신경을 파괴하므로 긍정적인 생각에 몰두하는 것이 좋다.

기분이 나쁘면 스트레스 호르몬이 분비된다. 화가 나면 아드레날린이 분비된다. 스트레스 호르몬은 뇌신경을 파괴한다. 아드레날린은 혈관을 파괴한다. 그래서 지나친 긴장이나 스트레스 상태가 지속되거나 늘 화가 나 있으면 뇌신경이 파괴되고, 혈관이 손상된다. 우울증은 뇌신경을 위축시킨다. 우울한 상태란 쉽게 말해 뇌가 움직이지 못하는 상태, 뇌신경의 네트워크가 고립된 상태를 말한다. 이를 통신에 비유하면 랙(lag)이 걸려 있는 상태, 레코드판에 비유하면 표면이 손상되어 같은 구절이 계속 반복되는 상태와 같다.

마지막으로, 뇌신경을 파괴하는 독성 물질의 흡입에 대해 알아보자. 담배를 피우면 담배 연기의 독성에 의해 뇌신경이 파괴된다. 술을 마시면 알코올의 분해 산물인 아세트알데히드가 뇌세포를 파괴한다. 카페인도 과량 복용하면 뇌신경을 흥분시켜 과열로 인한 신경 손상이 발생한다.

건강한 뇌는 자율신경을 조절해 인체의 혈액순환을 원활하게 한다. 건강한 마음은 건강한 뇌에서 나오고 집중력과 판단력, 기억력을 향상시킨다. 하지만, 뇌가 마음의 전부는 아니다. 마음은 우리 몸 곳곳에 있다. 손가락에도 있고, 발가락에도 있고, 눈에도 있고, 입에도 있고, 배꼽에도 있다. 우리 몸의 세포 하나하나가 모두 살아 있는 생명체이자 세포 하나하나가 모두 마음을 가지고 있다. 모든 마음이 모여 곧 하나의 '나'가 된다. 우리는 끊임없이 마음이 하는 말에 귀 기울여야 하고, 마음을 보살펴야 한다. 그것이 건강함이다. 건강하게 살기 위해서는 뭔가를 해야 한다. 끊임없이 움직여야 하고, 생각을 해야만 한다.

# 자율신경 실조증

〔3단계 자율신경 조절법〕

교감신경 〉 부교감신경 : 긴장된 몸, 염증과 알레르기, 통증 증가

교감신경 〈 부교감신경 : 이완된 몸, 편안하고 건강한 몸 상태 유지

1단계 : 지나치게 흥분된 교감신경을 억제하고,
2단계 : 약화된 부교감신경을 강화하고,
3단계 : 혈액순환을 촉진하여 인체의 활력을 증진한다.

 우리 몸의 기능은 신경 전도와 혈액순환에 의해서 조절된다. 몸의 균형을 유지하고, 달리고, 구르고, 점프하는 것은 운동신경에 의해 조절된다. 보고, 듣고, 느끼는 것은 감각신경에 의해 조절된다. 생각하고, 화내고, 웃고, 감상에 젖는 것은 뇌신경에 의해 조절된다. 이러한 신경의 자극에 의해 움직이는 근육과 감각기관 그리고 각종 장기에 영양을 공급하고, 노폐물을 처리해 주는 것이 혈관과 혈액이다.

그럼 자율신경은 무엇일까? 우리 몸을 살아 있는 상태로 유지하고 조절하는 신경이라 할 수 있다. 심장이 박동하고, 감각기관을 조절하고, 위장과 소장 및 대장을 움직이고, 호흡기를 통해 숨 쉬고, 생식기능을 발휘하는 것 등이 모두 자율신경이 하는 일이다. 쉽게 말해 나의 의지와는 상관없이 내가 살아가는 모든 기능을 조절하는 신경이 자율신경이다. 즉, 사람이 살면서 하루에 심장이 얼마나 뛸 것인지, 음식을 먹고 난 뒤 위장에서 위산을 얼마나 분비할 것인지, 눈의 초점을 어떻게 맞출 것인지, 걸을 때 보폭을 어떻게 조절할지를 일일이 명령하거나 의식적으로 계산하지 않아도 되는 것, 이 모든 것이 저절로 이루어지는 것이 바로 자율신경의 힘이다.

보통 '신경성'이라 일컫는 질환은 자율신경의 기능 이상과 관련이 있다. 그래서 원인을 알 수 없는 위염, 위궤양 등의 위장병이나 설사, 변비 등을 포함한 과민성대장증후군을 일컬어 '신경성이다'라고 병명을 붙인다. 또 MRI에도 나오지 않는 두통이나 불면증, 심전도나 심장 초음파에 이상이 없는데도 가슴이 두근거리거나 아픈 협심증이 '신경성'인 이유도 자율신경의 이상이 원인이기 때문이다. 뭔가에 신경을 쓴다는 것은 잘하고 싶다는 표시이기도 하다. 잘하고 싶다는 것은 욕심을 불러오는데, 욕심은 자율신경의 균형을 깰 뿐만 아니라 교감신경의 흥분을 불러온다. 그래서 '신경성'이 된다.

　기분이라는 것은 형체가 없다. 뭔가가 좋거나 뭔가가 나쁘면 기분이 달라진다. 누군가의 말, 일의 성과, 뉴스, 드라마, 날씨 등이 나의 기분을 바꾼다. 이것이 흔히 말하는 기(氣)다. 기운이 외부에서 나의 내부로 전달된다. 좋은 기가 전달되면 기분이 좋아지고, 나쁜 기가 전달되면 기분이 나빠진다. 기분이 나빠지면 교감신경이 흥분하고, 신경이 쓰이고, 신경성 질환이 된다. 신경성 질환은 곧 자율신경 실조증으로 발전한다.

　자율신경은 한마디로 혈액순환을 조절하는 신경이라 할 수 있다. 망치질을 할 때 혈액을 팔로 보내고, 음식을 먹으면 위장으로 보내고, 영화를 보면 눈과 귀로 보내 인체 각 부분의 기능을 조절한다. 이러한 혈액의 조절 기능이 고장 나면 혈액은 편중(어느 곳은 혈액이 많아지고 다른 곳은 혈액이 부족해지는 현상)된 흐름을 유발하고 인체는 질병의 상태가 된다.

　이러한 자율신경은 교감신경과 부교감신경으로 나뉜다. 우리가 무언가에 의해 스트레스를 받거나 긴장했을 때 교감신경이 작용하고, 반대로 편안히 쉬고 있을 때에는 부교감신경이 작용한다.

　교감신경은 두 갈래의 신경 전달 통로를 가진다. 하나는 신경 줄을 따라 전달된다. 교감신경의 신경 줄은 척추의 양쪽으로 신경이 빠져 나와 전신에 분포한다. 또 하나는 부신수질(부신은 콩팥의 위쪽에 있다)에서 분비되는 아드레날린에 의해서 작용한다. 아드레날린은 혈액을 타고 교감신경의 흥분 자극을 전신에 전달한다. 그래서 '성상 신경 차단술'처럼 신경 줄만 억제하는 치료가 지속적 효과를 내지 못하는 이유가 된다. 신경 줄을 차단하더라도 더 강력하고 지속적인 부신수질의 아드레날린 분비가 이어지기 때문이다.

부교감신경은 대부분 뇌신경이다. 뇌에서 직접 빠져 나온 신경이 부교감신경계를 구성한다. 3번 동안신경, 7번 안면신경, 9번 설인신경, 10번 미주신경은 모두 뇌신경이고, 2번과 3번 천수신경(꼬리뼈에서 나오는 신경)도 부교감신경에 속한다. 부교감신경의 75퍼센트는 미주신경이 담당한다. 미주신경은 심장, 폐, 식도, 위, 소장 전체와 결장 전반부, 간, 담낭, 췌장 그리고 수뇨관 상부의 신경섬유와 연결된다. 동안신경의 부교감신경 섬유는 눈의 동공 괄약근과 모양체근으로 간다. 안면신경의 섬유는 누선, 코샘 그리고 악하선으로 가고, 설인신경의 섬유는 이하선으로 간다. 천수 부교감신경 섬유는 골반신경에서 모여 하행결장, 직장, 방광, 수뇨관의 하부로 분포한다. 천수신경의 부교감신경 자극은 외부 생식기로 신경 신호를 보내 발기를 유발한다.

스트레스를 받으면 우리 몸은 긴장하게 되는데, 이때 '교감신경'이 흥분(활성화)된다. 공부할 때, 연구할 때, 사냥할 때, 일할 때, 무서운 영화를 볼 때, 누군가가 나를 위협할 때 등 우리 몸을 긴장하게 하는 모든 상황이 교감신경을 흥분시킨다. 교감신경이 흥분하게 되면 어떤 일이 벌어질까? 교감신경은 사람이 심각한 스트레스 상황에 놓이게 되면 우리 몸을 보호하고, 그 상황을 잘 극복할 수 있도록 에너지를 확보하려 한다. 즉, 인체 에너지의 사용 수준을 높인다. 심장의 박출량을 늘리고, 혈당을 높이고, 아드레날린 분비를 늘리고, 갑상선 호르몬의 분비량 또한 늘린다. 그래서 힘이 불끈불끈 솟아나게 한다. 심장은 더욱 빨리 뛰고, 혈압은 상승하고, 머리 회전은 빨라지고, 정신은 맑아진다. 감각기관도 흥분하게 되는데, 머리카락이 쭈뼛쭈뼛 서게 되고, 눈은 초롱초롱해지고, 귀를 곤두세우게 된다. 또한, 근육에는 힘이 들어가고, 손에 땀을 쥐게 된다. 요컨대 인체는 에너지를 펑펑 사용하는 고에너지 수준으로 바뀐다.

교감신경의 흥분은 한마디로 지나치게 많은 에너지를 소모하는 과정이다. 그래서 몸은 급속히 지치고 피로가 증가하게 된다. 이러한 상황이 오래 지속될 경우, 머리는 맑음을 지나 두통을 호소하고, 각성 상태가 지나쳐 불면증에 이르게 된다. 심장은 힘차게 뛰는 것이 아니라 두근두근 불안하게 뛰며, 혈압은 상승하고, 감각기관은 과열되어 귀에서는 잡음이 들리($^{이명}$)고, 눈은 침침해지거나 충혈되고, 따가워진($^{안구건조증}$)다. 코는 마르거나 비염이 생기고, 입은 바짝바짝 말라 들어간다. 근육은 지나치게 굳어서 어깨와 목을 시작으로 전신으로 통증이 번져나간다. 갑자기 열이 나기도 하고, 땀샘이 열리면서 다한증이 나타나기도 한다. 열은 주로 인체 상부에서 많이 나는데, 이를테면 혈관과 신경이 많이 분포한 가슴 위쪽과 얼굴이 달아오르게 된다. 이렇듯 위쪽은 열이 나고 아래쪽의 복강과 손발이 냉해지는 혈액순환 장애가 나타나는데, 이를 '상열하한(上熱下寒)' '수화미제(水火未濟)'라 부르기도 한다.

부교감신경은 소화기와 생식기를 지배한다. 이러한 부교감신경을 한마디로 말하면 분비선이다. 기관지 점액과 소화액, 눈물, 콧물, 침, 전립선액, 자궁 점액과 질 분비액 등 대부분의 분비선이 부교감신경의 지배를 받는다. 그 결과 부교감신경이 약해지면 분비선이 말라버리거나 염증이 생겨 몸이 건조해지는 부작용이 생긴다. 정상적인 상황에서 부교감신경이 흥분하면 소화기관, 즉 위장, 소장, 대장의 기능이 활발해지고 움직임도 활동적이 된다. 따라서 우리가 편히 쉬고 있는 상황은 부교감신경이 우위에 있는 몸 상태를 말한다.

우리 몸을 흐르고 있는 혈액의 양은 항상 충분하지 않다. 압력 차에 의해 혈액은 순환한다. 그래서 혈액이 교감신경의 영역으로 지나치게 몰리게 되면 부교감신경의 영역인 소화기 내의 혈액순환 양은 줄어들게 된다. 약 80퍼센트까지 혈액의 양이 줄어든다. 혈액 공급량이 줄어든다는 것은 기능을 줄인다는 것과 같다. 그 결과 교감신경이 우위에 있을 때는 소화기능이 심각하게 저하되는 경우가 많다. 스트레스를 받으면 대개 기분이 나빠지면서 신경이 쓰인다. 이 경우를 '신경성 위장 장애' 혹은 '기능성 위장 장애'라고 부른다. 이러한 장애가 발생하면 위, 소장, 대장의 혈액순환 양이 줄어들고, 분비선이 말라버리고, 장평활근이 긴장하고, 위장관 전체의 기능이 떨어지므로 식체, 복통, 소화 장애, 식도염, 위염, 장염 등의 소화기 질환이 나타난다.

생식기관의 기능도 부교감신경의 영향을 받는다. 그래서 부교감신경이 우위에 있어 심신이 아주 편안한 상태일 때 남자는 발기력이 더 좋아지고 지속 시간도 길어진다(여성의 성 기능도 같은 효과를 발휘한다). 교감신경의 과흥분에 의해 전립선에 염증이 생기거나 전립선 비대가 발생하면 소변의 이상(과민성방광, 빈뇨, 잔뇨)도 증가한다. 여성의 경우에도 부교감신경이 우위에 있을 때는 자궁과 질의 분비선이 활발해지고, 자궁평활근의 움직임도 부드러워진다. 하지만, 교감신경이 우위에 있으면 자궁평활근이 경직되고 혈액순환 양이 줄어들면서 자궁점막과 질점막의 분비선이 말라버리면 성교통, 불감증, 생리통, 자궁근종, 질염, 불임 등의 질환이 증가한다.

뿐만 아니라 지속적인 스트레스와 교감신경의 과흥분은 아이의 성장에도 영향을 미친다. 스트레스 호르몬인 코티솔의 분비가 장기간 지속될 경우 성장호르몬의 분비가 억제되기 때문이다. 또한, 부교감신경계의 약화는 성장에 필수적인 영양흡수의 불균형과 함께 인체의 면역력 약화를 초래할 수 있다.

신체가 건강한 상태에서는 이들 두 개의 자율신경이 적절히 균형을 유지하며 작용함으로써 쾌적한 생활을 영위할 수 있다. 그러나 스트레스나 긴장 상태가 지속되면 가장 먼저 자율신경의 균형이 무너져 우리 몸에 여러 가지 부작용을 낳게 된다. 특히 교감신경의 과흥분은 집단 방출의 특징이 있어 여러 가지 증상을 동시에 유발한다. 그래서 마치 내 몸이 종합병원이 된 듯한 착각을 일으키는 이 질환을 일컬어 '자율신경 실조증'이라고 한다.

# 불면증

 세상살이가 너무 각박하다. 예전의 여유로움은 모두 사라지고 오로지 무한 경쟁만 남았다. 모두들 평등을 외치지만 실상을 보면 하나같이 서열을 가리고 있다. 학교에서는 성적으로, 사회에서는 실적으로 사람을 구분한다. 남들보다 조금 더 나은 스펙과 성적, 실적을 올리기 위해 우리는 오늘도 너무 힘들다. 이렇게 지나친 스트레스는 사람의 신경을 과열시킨다. 과열된 신경은 오작동을 일으켜 질병을 유발한다.
 사람은 휴식과 각성이라는 순환 과정을 매일 반복하는데, 휴식을 통해 몸과 마음을 재정비하는 시간을 가지게 된다. 이러한 휴식에서 빼놓을 수 없는 것이 잠이다. 이 잠이라는 것은 인생에서 아무것도 하지 않는 시간이자 가장 소중한 시간이기도 하다. 잠을 잔다는 것은 우리의 뇌가 그야말로 정지($^{power\ off}$)되는 것이 아니다.

잠을 자는 동안에도 사람의 뇌는 활동을 계속한다. 뇌는 에너지를 계속 소모하면서 낮 동안 있었던 기억을 정리하고, 낮 동안 있었던 손상을 복구한다.

일반적으로 불면증이란 잠을 잘 자지 못하는 상태가 오랫동안 지속되어 만성적으로 간신히 잠을 청했더라도 쉽게 깨거나 자주 깨면서 너무 이른 아침에 일어나버리는 것을 말한다. 이때 잠의 부족으로 인해 낮 시간 동안 졸음, 하품, 두통, 권태감, 주의 산만, 식욕 부진 등의 신경 증상을 유발할 수 있다.

이러한 불면증의 원인은 크게 세 가지로 나눌 수 있다.

첫째, 육체적 원인으로 몸에 질병이 있는 경우 불면증이 나타날 수 있다. 고혈압, 동맥경화, 천식 등과 같은 질환을 가지고 있을 때 불면증이 발생한다.

둘째, 심리적 원인으로 인해 불면증이 발병한다. 미래의 일에 대한 과도한 기대감 혹은 긴장감 등과 같은 필요 이상의 감정 소모로 인해 불면증이 발생한다. 어린 아이들이 소풍가기 전날 잠을 못 이루는 경우나 정신적 충격을 받고 그 생각을 떨쳐버리지 못하는 경우가 이에 속한다. 또한, 불면증으로 고생하는 사람은 불면증 자체에 대한 강박적, 심리적인 원인 때문에 더욱 더 잠을 못자는 경우가 많다. 심리적 원인은 자율신경의 조절 이상으로 발전하는 경우가 많다. 특히, 교감신경의 과흥분은 뇌신경을 과열시켜 수면을 방해한다.

셋째, 잘못된 생활 습관이나 불규칙한 생활 습관 혹은 카페인이 많이 함유된 커피나 홍차를 섭취하거나 흡연 및 음주로 인해 불면증이 나타난다. 카페인은 각성 효과가 지나쳐 잠이 들 때까지의 시간을 늦추고 수면을 방해한다. 또한, 지나친 음주는 뇌의 활성을 떨어뜨리고 뇌세포를 파괴하므로 수면의 질이 떨어진다.

최근 건강보험심사평가원의 분석 결과에 따르면 불면증으로 진료를 받은 환자는 2007년 20만 7,559명에서 2011년 38만 3,150명으로 5년 간 연평균 16.7퍼센트 증가했다. 특히 여성 환자가 남성보다 1.7배 이상 많은 것으로 나타났는데, 이는 여성이 남성보다 스트레스를 많이 받는 경향이 있기 때문으로 알려져 있다.

사실 불면증의 치료 방법은 원인에 따라 다르지만 별다른 원인 없이 일과성으로 불면증이 발생한 경우 수면제, 신경안정제, 항우울제, 항불안제 등의 약물을 통해 증상을 개선할 수 있다. 하지만, 신경과 약물의 지속적 복용은 여러 가지 부작용을 초래할 위험이 있으며, 또 다른 약물 중독으로 빠져 드는 길이 되기도 하므로 근본적인 해결책을 찾을 필요가 있다.

불면증을 예방하기 위해서는 규칙적인 생활과 올바른 수면 습관을 갖는 것이 가장 필요하다. 하지만, 규칙과 습관에 지나치게 구애 받다 보면 그것이 또 다른 스트레스로 작용하고, 정해진 시간에 잠을 자지 못하면 더 괴로움에 빠질 수도 있으므로 융통성을 두는 것이 좋다. 잠이 오지 않는다고 해서 잠을 자야만 한다는 생각에 집중하면 오히려 잠은 오지 않고 괴로움만 가중된다. 잠이 오지 않을 때는 잠과 싸우기보다 명상, 독서, 영화 보기, 음악 듣기 등으로 시간을 보내는 것도 도움이 된다. 단, 컴퓨터 작업은 뇌 신경을 지나치게 흥분시키므로 피하는 것이 좋다.

잠 잘 때의 뇌와 깨어 있을 때의 뇌는 활동량에서 큰 차이가 없다. 단지, 잠에 빠져드는 순간 뇌는 외부 자극을 차단한다. 즉, 보(시각)고, 듣(청각)고, 맛을 느끼(미각)고, 냄새 맡(후각)고, 느껴지(촉각)는 오감을 차단한다. 그래서 잠을 자는 동안 감각을 차단하여 뇌 자신만의 세계로 들어간다. 외부와 연결된 열린 공간이 아니라 뇌 자신만의 세계에서 작용하는 폐쇄 공간의 상태가 된다. 즉, 외부 자극을 차단하고 뇌세포와 시냅스를 재정비한다. 그 과정에서 꿈도 꾸는 것이다. 이렇게 뇌의 상태가 각성에서 수면 상태로 변화할 때 많은 양의 에너지가 필요하다. 잠이 들기 직전에 몸이 더워지는 이유가 이 때문이다. 많은 에너지를 소모해야만 잠이라는 상태로 몸이 전환되기 때문이다. 에너지가 부족하면 상태 전환이 잘 일어나지 않는다. 따라서 건강하지 못한 사람은 잠을 청해도 잘 이루지 못하고, 잠을 자도 깊이 못자고, 자주 깨게 되는 것이다. 에너지가 풍부한 청소년의 경우 한번 잠에 빠져들면 정말 누가 업어 가도 모를 정도로 깊이 잔다. 그런데 신경성 질환을 앓고 있거나 오랜 질환으로 몸이 쇠약해진 사람, 기력이 약해진 노인의 경우 뇌가 잠으로 상태 변환을 할 때 필요한 에너지가 충분치 못해 잠에 잘 들지도 못하고, 외부의 자극을 완전히 끊지도 못해 자다 깨다를 반복하게 된다.

그래서 불면증 치료에 가장 중요한 것 중의 하나가 기력 회복이다. 기력 회복을 통해 인체에 충분한 에너지가 공급될 수 있도록 혈액순환을 살려야 한다. 혈액순환 촉진은 인체의 에너지 효율을 높여 각성과 수면의 상태 전환이 원활하게 이루어지도록 도와

준다. 다음으로 필요한 것이 자율신경 조절이다. 지나친 긴장이나 지속적인 스트레스는 교감신경의 흥분을 유발한다. 교감신경의 과흥분은 뇌신경의 과흥분을 유발하고, 뇌신경의 과흥분은 불면증을 유발한다. 불면증의 치료에 있어 과흥분된 교감신경을 억제하는 것만큼 중요한 것이 부교감신경을 강화하는 것이다. 배부르고 등 따스우면 잠이 절로 오는 법이니까 말이다.

# 우울증

산다는 것은 고통의 연속이다. 산을 하나 넘었나 싶으면 또 다른 산이 가로막고 있다. 질병도 마찬가지인 것 같다. 하나의 병을 치료하고 이제 다 나았나 싶으면 또 다른 질병이 찾아온다. 그렇게 수많은 질병과 시련이 사람의 인생길을 방해한다. 그 중 최근에 가장 흔하게 만나는 것이 '우울증'이다.

우울증은 2주 이상 지속되는 슬픈 감정 상태를 일컫는다. 이는 일, 학업, 가정생활에 영향을 미칠 뿐 아니라 다양한 정신적, 신체적 증상을 유발한다. 이 같은 우울증을 앓고 있는 환자가 최근 5년 사이 급속하게 늘고 있다. 건강보험심사평가원의 자료에 따르면 지난 2007년부터 2011년까지 우울증 진단 건수는 38.9퍼센트 증가했고, 진료비도 354억 9,000만 원 늘어났다.

최근 경제적 문제와 해체 위기를 맞고 있는 가족 간의 갈등 등이 우울증 환자의 급증을 부추기고 있다. 자살자 중 절반 이상이 우울증을 경험하여 치료받은 적이 있다는 것을 보면 우울증의 초기 치료가 얼마나 중요한지도 알 수 있다.

우울증의 원인은 아직 명확하지 않지만, 다른 정신 질환처럼 다양한 생화학적, 유전적, 환경적 요인이 우울증을 일으키는 것으로 보여진다. 생화학적 요인으로는 뇌에서 분비되는 노르에피네프린, 세로토닌, GABA 등의 신경전달물질과 갑상선호르몬, 성장호르몬, 시상하부-뇌하수체-부신피질 축 등의 호르몬 이상, 생체리듬의 변화와 관련이 있는 것으로 알려져 있다.

유전적 요인의 경우 일부 연구에서 우울증을 가진 가족 내에서 우울증이 더 잘 발생한다는 결과가 나옴으로써 원인 중 하나로 추정하고 있다.

환경적 요인으로는 환자를 둘러싸고 있는, 대처하기 어려운 상황으로 '사랑하는 사람을 잃음' 혹은 '가족 간의 갈등' '경제적 문제' '과도한 스트레스' 등이 원인일 수 있다.

우울증이나 조울증, 대인공포증, 공황장애 등은 모두 뇌신경의 정상적 기능이 교란된 경우로 주로 전두엽의 이성적 판단 기능이 저하된 형태로 볼 수 있는데, 스트레스나 긴장 등으로 인한 교감신경의 지나친 항진이 뇌신경에 과도한 신경 흥분을 초래한 결과다. 따라서 우울증을 치료하기 위해서는 첫째로 과도하게 흥분된 교감신경을 억제해야 한다. 그 다음으로는 부교감신경을 강화해야 하는데, 보통 부교감신경을 강화하는 쪽이 오히려 근본적인 효과를 내는 경우가 많다. 흔히 직장에서 혹은 학교에서 중요한 업무나 일을 끝낸 후에 회식을 한다. 이는 한동안 쌓인 여러 가지 스트레스를 풀기 위해 맛난 음식과 음주 등으로 긴장을 풀어 주기 위함이다. 그런데 이렇게 맛난 음식으로 위장을 자극하는 것이 바로 부교감신경을 자극하는 효과의 대표적인 예가 된다.

사실 우울증은 실체가 없는 병이다. 많은 전문가들이 여러 가지 원인에 대해 이렇다 저렇다 말을 하지만, 필자가 볼 때 우울증이 생기는 이유는 단 한 가지다. 삶이 내 뜻대로 되지 않기 때문에 기분이 가라앉고 우울해지는 것이다. 아무리 공부해도 성적이 잘 나오지 않고, 아무리 열심히 일해도 돈이 벌리지 않고, 아무도 나의 말에 귀 기울여주지 않고, 친구도 없고, 할 일도 없고, 의욕도 없고, 잘하는 것도 없는 상태가 되면 인체의 에너지가 모두 고갈된다. 그러면 힘이 빠지고, 신경은 활력을 잃게 되고, 아무것도 할 수 없는 상태가 되는데, 이것이 우울증이다. 그래서 우울증을 극복하기 위해 가장 먼저 해야 할 일은 에너지를 재보충 하는 것이다. 그래서 맛난 음식을 찾아서 먹고, 가고 싶은 곳을 일부러 만들어 방문하고, 여러 가지 기술을 배워 몸의 근육과 신경을 자극하여 다시 활력을 찾아야 한다.

우울증은 인체의 모든 기능을 저하시키고 위축시킨다. 에너지의 소모는 많은 반면 에너지의 생성은 적어 무기력증에 빠지게 된다. 그 결과 여러 가지 독소가 체내에 계속 쌓이게 된다. 이 독소를 배출하고, 인체의 신경을 다시 살리는 가장 좋은 방법은 바로 운동이다. 운동신경이 살아나면 자율신경도 덩달아 살아난다. 이런 이유로 간단히 걷기보다는 뛰기를 권하고, 뛰기보다는 등산을,

등산보다는 테니스, 탁구, 배드민턴, 수영 같은 기술을 연마하는 운동을 권한다. 사람의 신경은 새로운 자극을 좋아한다. 늘상 하던 일이나 행동은 자극이 되지 못한다. 새로운 운동 기술이나 악기를 배우는 것은 자율신경과 뇌신경을 자극하는 좋은 치료 도구가 된다.

우울증을 극복하기 위해서는 모든 것을 잊고 완전히 몰입할 수 있는 자신만의 주특기를 만드는 것이 좋다. 주특기를 만든다는 것은 곧 신경을 살린다는 의미다. 자신이 좋아하거나 하고 싶은 일을 찾아 몰입하다보면 성취감을 맛보게 된다. 이러한 한두 번의 성취감이 모여 자신감을 형성하고, 나아가 기고만장한 상태까지 이르게 되면 우울증은 더 이상 내 삶에서 버티지 못하게 된다.

# 공황장애는 에너지 부족이 원인

## 1. 죽음의 공포

공황장애는 극도의 불안증을 말한다. 일반적으로 불안증(병불안 장애)은 마음으로 느끼는 심리적 불안 상태를 말하는 반면 공황장애란 행동의 제약이 따름을 일컫는다. 사람이 모이는 곳에 가지 못하고, 밀폐된 공간에서 견디지 못하고 죽을 것 같은 공포를 느끼게 된다. 이때 신체적 증상이 수반되는데, 주로 교감신경이 흥분되는 상태가 나타난다. 코티솔 같은 스트레스 호르몬이 다량 분비되고, 불안에 대항하기 위해 아드레날린도 뿜어져 나온다. 그래서 심장이 두근거리고, 가슴 압박감과 가슴 통증이 나타나고, 호흡이 거칠어지거나 멈추려고 한다. 뇌신경은 극도로 흥분되어 두통이 발생하고 집중력이 떨어지는데, 오직 한 가지 생각으로 여기를 벗어나고자 한다. 벗어나지 못하면 죽는다는 생각만을 가지게 된다.

동시에 부교감신경도 약화되어 기능이 소실된다. 위장과 소장, 대장은 멈추어 버린다. 소화기뿐만 아니라 생식기도 멈춘다. 위장으로 공급되던 혈액이 감소하고, 소화력도 떨어져 잘 체하거나 복통이 발생하고, 입맛도 잃어버린다. 생식기의 혈액 공급도 멈추어 발기부전과 같은 성 기능장애도 생기고, 전립선염이나 회음부 통증, 자궁 질환, 생리통, 방광염 등이 증가하게 된다.

교감신경이 흥분하고 스트레스 호르몬이 다량 분비되면 근육이 경직되고, 땀샘이 열리므로 진땀이 나고 신체통이 증가한다. 보통 어깨와 목의 근육이 가장 먼저 굳어져 통증이 시작된다. 주로 인체 상부 신경이 흥분하므로 가슴에서 열이 나 답답해지거나 안면홍조 증상이 나타나고, 얼굴과 머리가 후끈거리게 된다.

감각 이상도 나타나는데, 두피가 가렵거나 따끔거리고 뭔가를 뒤집어쓰고 있는 듯한 느낌이 든다. 눈은 따갑고, 아프고, 침침해지고, 충혈된다. 귀에서는 알 수 없는 소리가 들리고, 어지럼증도 심해진다. 입맛이 없어질 뿐만 아니라 맛도 모르는데, 주로 쓴맛만 나타난다. 코는 민감해져 내 몸 여기저기서 냄새가 나는 듯해지고, 실제로 미미한 냄새의 자극에도 그 역겨움에 견딜 수 없게 된다.

결과적으로 음식도 먹을 수 없게 되어 체중은 빠지게 되고, 활동량도 줄어 늘 집에만 있게 되고, 머리는 한 가지 생각에만 집중되어 있다. 이 병은 고칠 수 없고, 나는 이제 끝이라는 생각이 들어 죽음의 공포만이 머릿속을 맴돌게 된다.

## 2. 뇌와 공황장애

사람의 뇌는 예측을 위한 기관이다. 즉, 신경은 자극에 반응하여 다음 일을 예측하기 위해 존재한다는 말이다. 날아오는 돌이 어디로 갈 것인지 예측하고, 내 손이 움직이는 방향을 예측하여 제어하고, 걸어갈 때 다리의 움직임을 땅과 조화롭게 움직이도록 예측하여 제어한다. 실제로 움직임이 없는 동물이나 식물은 신경계가 퇴화되는 경향이 있다. 움직일 필요가 없으므로 예측 기능이 필요 없기 때문이다.

사람은 만물의 영장이다. 그저 움직이는 데만 뇌를 활용하지 않고, 마음이란 것을 만들어 냈다. 마음은 감정을 만들었고, 이 감정으로 세상의 희로애락이 탄생했다. 신경은 예측이 불가능할 때 불안해 한다. 뭔가가 내 생각과 같지 않을 때 사람은 불안해진다. 날아오는 돌이 어디로 갈지 모를 때 불안해진다. 내 쪽이 아니라 반대편으로 날아간다는 것을 알고 있을 때는 전혀 불안하지 않다.

공황장애는 바로 신경과 뇌의 예측 기능이 작동하지 않기 때문에 발생한다. 천억 개의 뇌신경세포가 서로서로 네트워크를 유지하고 잘 돌아갈 때는 예측 기능이 제대로 작동한다. 하지만, 심각한 스트레스에 장시간 노출되거나 감당하기 어려운 심리적 트라우마를 겪게 되면 사람의 뇌는 그 기능이 꼬이고 퇴화된다. 처음에는 자율신경 실조증의 경미한 증상만 보이지만, 나중에는 아예 뇌신경의 예측 기능이 붕괴되고, 오직 한 가지 도피와 도망의 기능만 작동하게 된다.

공황장애가 장시간 지속되면 부교감신경계가 망가져 영양 공급이 되지 않는다. 신경은 영양 공급 체계가 망가지면 더욱 예민해진다. 즉, 영양이 제대로 공급되지 않으므로 신경은 현재 상황을 더욱 비상 상황으로 인식하고 더 예민해지고 극도로 불안해진다.

한편 현대 의학에서 사람이 우울하고 불안한 이유를 주로 세로토닌의 부족에서 찾는 경우가 많다. 세로토닌이라는 물질을 행복 호르몬이라고 부른다. 물론 세로토닌이 풍부하게 분비되는 사람이 행복한 것은 사실이다. 하지만, 세로토닌이 풍부해서 행복한 것이 아니라 행복하기 때문에 세로토닌이 풍부하게 분비된다는 사실을 알아야 한다.

세로토닌을 증가시키기 위해 항우울제로 사용되는 약을 SSRI(선택적 세로토닌 재흡수 억제제)라고 부른다. 이 약은 세로토닌의 분비를 증가시키는 약물이 아니다. 이미 분비된 세로토닌이 재흡수되는 것을 막아 세로토닌이 그 자리에 더 머물도록 하는 약물이다. SSRI의 작용으로 세로토닌이 잠시 더 머물러 있어서 행복감을 줄 수는 있으나, 세로토닌을 더 만들어 내는 기능이 강화된 것이 아니다. 오히려 세로토닌이 신경 말단에 더 오래 머물수록 우리 몸의 피드백 기능은 세로토닌이 충분하다고 판단하여 새로운 세로토닌의 생성을 방해한다. 그래서 약을 먹으면 먹을수록 처음에는 좋은 것 같지만 나중에는 아예 세로토닌 샘이 말라붙어 세로토닌 생산 자체가 줄어드는 악순환에 빠지게 된다.

### 3. 에너지가 풍부해야 공황장애를 극복할 수 있다

사람은 36.5도의 체온을 유지해야 한다. 항온동물이기 때문이다. 이 말은 늘 에너지를 소모하고 산다는 뜻이다. 사람의 인체는 60조 개의 세포가 모여 하나의 생명을 이루고 있다. 이 세포들은 불멸이 아니다. 모두 수명이 있어서 항상 교체된다. 피부는 때가 떨어져 나가고, 머리카락도 자라서 잘려나가고, 위장, 소장, 대장의 상피세포도 3~7일 만에 모두 교체된다. 이렇게 많은 교체를 이루기 위해 엄청난 에너지가 소모된다. 말하거나 보고 듣는 것은 물론, 심지어 잠잘 때도 에너지가 소모된다. 그래서 인간은 먹는 것을 멈출 수 없다. 소화 흡수는 에너지의 근원이기 때문이다.

신경은 엄청난 에너지를 소모하는 기관이다. 뇌는 1.2~1.5킬로그램 정도의 무게를 지닌다. 성인 남자의 몸무게를 70킬로그램이라고 본다면 몸무게의 약 20분의 1 정도밖에 되지 않는다. 하지만, 에너지 소모는 전체의 20~30퍼센트 정도 차지한다. 5분의 1 이상의 에너지를 뇌 혼자 소모하는 것이다.

그런데 신경은 포도당만 소모한다. 청정에너지만을 먹는다. 그래서 배가 고프면 금방 집중력이 떨어진다.

공황장애 치료에서 가장 우선적으로 고려해야 할 것이 소화기관의 복구다. 소화기관의 복구는 단순한 영양 공급 이상의 의미를 지닌다. 소화기관은 부교감신경계의 핵심이다. 미주신경이 살아나면 교감신경 흥분을 억제하는 효과가 있다. 부교감신경이 강화되면 스트레스 호르몬과 아드레날린의 과잉 분비를 차단할 수 있다. 소화기관이 강화되면 신경은 영양 보급이 안정됨을 알아 스스로 흥분을 가라앉히고, 복구를 시작하여 정상적 예측 기능을 수행할 수 있게 된다.

공황장애 치료시 두 번째로 필요한 것은 운동이다. 운동신경을 살리지 않고서는 자율신경을 살릴 수 없다. 운동만이 인체의 에너지 생산 수준을 높일 수 있다. 운동을 하지 않으면 근육이 위축되고, 혈관이 사라진다. 공포감으로 방에만 머무르게 되면 운동신경은 더욱 약화된다. 약화된 운동신경은 뇌의 예측 기능을 퇴화시키고 불안감을 증폭시킨다. 운동을 해야 한다. 쓰러지는 한이 있더라도 움직여야 한다. 운동을 해야만 심장과 폐 기능이 튼튼해질 수 있다. 심폐기능이 튼튼해져야 혈액순환이 살아난다.

공황장애 치료시 세 번째로 필요한 것은 신선한 신경 자극이다. 좋은 음악을 듣고, 좋은 경치를 보고, 좋은 냄새를 맡고, 좋은 맛을 보고, 행복한 스킨십이 필요하다. 신경에 흥미로운 자극을 주어야 신경은 살아난다. 신경은 자극이 없을 때 죽는다. 무시당한 사람이 죽음을 생각하는 것이 이 때문이다. 세로토닌이 분해되지 않도록 막기만 하는 것은 세로토닌 샘을 말리는 일이다. 신경을 자극하여 새로운 흥미를 불러일으키고, 격려와 칭찬으로 행복감에 **빠져들게** 하는 것이 세로토닌 샘을 살리는 일이다.

인간은 살면서 늘 에너지가 부족한 상태에 있다. 에너지가 풍부하면 건강하고 에너지가 부족하면 몸과 마음이 질병에 빠지게 된다. 따라서 건강을 위해서는 항상 어떻게 하면 더 많은 에너지를 확보할 것인가를 먼저 염두에 두어야 한다. 마찬가지로 공황장애를 극복하기 위해서 그 무엇보다 필요한 것이 바로 '에너지'라는 사실을 잊지 말자.

# ADHD(주의력결핍과잉행동장애)와 자율신경 실조증

늘 몸을 흔들거리고 가만히 있지 못하는 사람이 있다. 눈동자는 한 지점을 응시하지 못하고 주변을 두리번거린다. 머리가 나쁘지는 않지만 끈기가 없어서 학업성적이 좋지 못하고, 뭔가 집중을 잘 못하고 끝맺음이 확실치 않다. 영어를 공부하다 갑자기 컴퓨터를 켜서는 야구 기사를 찾아본다. 가만히 5분을 앉아 있지 못하고 거실에서 공부방으로, 공부방에서 주방으로 왔다 갔다 한다. 이는 주로 학생을 괴롭히는 ADHD의 전형적인 모습이다.

그런데 이 ADHD(주의력결핍과잉행동장애)가 성인에게도 발병이 많아지는 추세에 있다고 한다. 성인이 ADHD를 앓는 경우 주로 학교 졸업 후 이 직업 저 직업을 전전하는 경우가 많고, 취직을 해도 적성에 맞지 않는 것 같아 2~3개월을 버티지 못하고 다시 그만두고 다른 직업 찾기를 반복한다. 심지어는 새로운 적성을 찾아 대학을 재입학하기 위해 공부를 시작하기도 한다. 또한, 되는 일도 없고, 마음에 드는 직장도 잘 찾아지지 않고, 취업이 되더라도 상사나 고용주 혹은 고객과의 잦은 마찰을 일으킨다. 욱하는 성격 탓에 사소한 지적이나 항의에도 화부터 먼저 낸다.

뭔가 잘못된 것 같은 기분이 들어 병원을 찾으면 우울증이나 불안증(범불안 장애) 같은 진단을 받거나 심하면 주의력결핍과잉행동장애(ADHD : Attention Deficit Hyperactivity Disorder)라는 진단이 나온다.

성인 ADHD의 경우에는 전형적인 증상인 과잉 행동은 적은 반면, 집중력 장애나 분노발작, 불면증, 우울증, 대인 관계의 어려움, 조울증 등이 복합적으로 나타나게 된다. 잠시 마음을 가다듬으면 사라지는 듯하다가도 금세 다시 증상이 재발하는 만성적 질환으로 발전하는 경우가 많다.

통계에 의하면 우리나라 성인의 2~4퍼센트 정도가 ADHD를 앓고 있는 것으로 추정된다. ADHD는 대뇌피질 전두엽의 이상으로 발생한다. 대뇌의 전두엽은 이성적 판단이나 체계적 계획에 관련된 기능을 수행한다. 전두엽 기능이 떨어지면 꾸준히 일을 추진하는 능력이 부족해지고, 일을 순서대로 처리하는 능력도 낮아져 뭔가를 결정할 수 없게 되면서 두려움에 휩싸이고 불안 발작을 야기한다.

아이의 경우 부모라는 큰 울타리가 있어서 어려움을 겪더라도 부모의 사랑과 격려로 치료에 도움을 받을 수 있다. 하지만, 성인 ADHD는 주위의 도움을 쉽게 받을 수 없는 것이 문제가 된다. 배우자나 자식이 부모만큼 헌신적이기가 쉽지 않기 때문이다. 또한,

부모도 연로한 경우가 많아 그들의 도움을 받기도 쉽지 않다. 그래서 더욱 외로운 싸움이 된다.

대인 관계나 직장, 가정생활 등 생활 전반에 어려움이 찾아오면 이성적 판단은 마비되어 우선 소리부터 지르며 분노를 표출하기 때문에 이직률과 이혼율도 높아진다. 또한, 체계적 사고, 순서적 사고, 끈기 등이 부족하기 때문에 제한된 기간에 일을 잘 마치지 못하므로 능력 평가도 떨어진다. 또 한 가지 일에 매진해서 결과가 나올 때까지 기다리지도 못하니 뭔가를 이루기도 힘들다. 자주 딴생각을 하거나 상대방의 말을 끝까지 듣지 못하고 대화의 맥락을 놓쳐버리고 자신의 생각만 고집하는 등 이기적인 면모도 보인다. 사실 인간의 충동성은 질병이 아닌지도 모른다. 누구나 욱하는 특성이 있지만, 훈련에 의해서 혹은 환경에 의해서 그것이 억제되는 것뿐이다.

사람의 뇌는 3층으로 이루어져 있다. 가장 위쪽에 대뇌피질이 있는데, 이를 인간의 뇌라고 한다. 판단력과 기획력, 창의력, 자제력 등이 여기서 이루어지는데, 인간 특유의 기능을 가진다. 한 층 아래에는 포유류의 뇌가 있다. 변연계라고도 하는 이곳에서는 인간의 감정을 조절한다. 가장 아래층에는 파충류의 뇌가 있다. 파충류의 뇌는 먹고 자고 싸는 지극히 동물적인 본능을 유지하기 위해 존재한다.

사람이 사회를 이루고 살면서 가장 위층의 뇌인 인간의 뇌, 즉 대뇌피질이 중요하게 되었다. 특히 전두엽은 가장 중요한 그 기능을 수행하는 위치가 되었다. 그런데 사회가 발달함과 동시에 경쟁이 치열해지고, 기본적인 의식주를 해결하기 위해서 많은 학습과 능력이 필요해짐에 따라 뇌는 아주 큰 스트레스에 직면하게 된다.

스트레스는 뇌 기능을 저하시킨다. 물론 약간의 스트레스는 각성 효과와 더불어 일의 효율을 높일 수 있다. 하지만, 현대사회의 지속적이면서 고강도의 스트레스는 뇌의 기능을 파괴한다. 특히 전두엽의 기능을 마비시키는 반면, 포유류의 뇌와 파충류의 뇌는 활성화시킨다. 그래서 더욱 감정적이 되고, 생각 없이 화를 내거나 슬퍼하고, 극단적이면서 본능적인 행동과 생각에 빠지게 한다.

ADHD의 충동성은 인간의 뇌인 전두엽의 기능차단으로 말미암아 즉각적인 만족을 바라는 경우가 많아서 각종 중독에 빠지기 쉽다. 탄수화물의 과다 섭취로 비만이 되기도 하고, 흡연이나 알코올 혹은 도박과 쇼핑 중독에 빠지기도 한다.

ADHD는 엄밀하게 따져보면 질병이 아닐지도 모른다. ADHD 환자의 경우 오히려 머리가 더 좋거나 창조적인 경우가 많다. 단지 남들보다 참을성이 좀 부족하고, 순차적 일을 잘 수행하기 힘든 인간의 한 가지 체질인지도 모른다. 즉, 학업성적을 중요시하고, 복종을 강요하고, 상식을 벗어난 행동을 터부시하는 현대사회의 체계가 그들에게는 잘 맞지 않는 옷일 뿐일지도 모른다.

ADHD는 자율신경 실조증과 유사한 면이 있다. 과도한 스트레스가 장기간 자율신경을 교란하면 나타나는 자율신경 실조증의 증상이 ADHD의 증상과 일치하는 경우가 많다. 지나친 흥분이나 자극은 교감신경계를 흥분시킨다. 흥분된 교감신경은 몸을 가만히 두지 않는다. 뿜어져 나오는 아드레날린의 영향으로 온몸을 혼들고 분주히 움직이게 된다. 심장은 벌렁거리고, 혈압이 오르거나 빈맥이 찾아오고, 폐는 수축하여 호흡이 곤란해진다. 이러한 행동 과잉은 과도한 에너지 소모를 유발하고 만성피로의 원인이 되기도 한다.

뇌는 흥분되면 정확한 판단을 하지 못한다. 이성적 판단을 하는 전두엽이 흥분하면 차단되기 때문이다. 실패를 반복해서 맛보거나 큰 정서적 충격을 받았을 때나 부모로부터 과도한 기대를 받고 자란 아이도 같은 증상을 보인다. 우선 교감신경이 흥분하고 소화기, 생식기가 고장나는 부교감신경계의 약화 증상을 보인다. 부교감신경계가 약화되면 소화 장애, 위염, 체중 감소, 과민성대장증후군, 방광염, 생리통, 전립선염 등이 함께 나타난다. 스트레스는 말초 혈관 수축을 유발하여 손발의 냉증이나 저림이 증가하고, 신체통과 함께 혈액순환 장애 증상도 유발한다.

그래서 ADHD의 치료에 있어서 우선적으로 자율신경의 조절이 필요하다. 즉, 자율신경의 조절을 통해 몸과 마음을 차분히 가라앉히는 노력을 먼저 함으로써 ADHD란 진단의 함정에서 질병을 고착시키는 누를 범하지 않아야 한다.

# 고혈압과 당뇨

추운 겨울이 다가오면 혈압에 대한 걱정이 더 커진다. 기온이 낮아질수록 인체의 혈압이 높아지기 때문이다. 혈당도 따라서 높아진다. 이는 추운 날씨에 체온을 빼앗기지 않고 생체 에너지를 유지하기 위한 인체의 정상적 반응이다. 하지만, 평소 혈압이 높아 약을 복용하고 있거나 당뇨병을 앓고 있다면 쉽게 생각하고 넘어갈 일이 아니다.

우리 몸의 혈액순환은 두 가지 동력에 의해서 움직인다. 하나는 심장박동력이고, 다른 하나는 근육 펌프다. 심장에서 혈액이 뿜어져 나오는 것은 심장의 수축력에 의해서 이루어진다. 이렇게 심장이 혈액을 뿜어내기 위해 수축할 때의 압력을 '수축기 혈압'이라 하고, 다시 심장이 정상 크기로 복원되었을 때의 혈압을 '이완기 혈압'이라 한다. 수축기 혈압은 대개 정상 수치를 120으로 고정한

다음 그 이상 높아지면 정도에 따라 경고기, 위험기 등의 수준으로 나눈다.

그런데 이 혈압이란 것이 앞에서 다룬 체온처럼 늘 일정한 것이 아니다. 달리고 있거나 뭔가에 몰두하고 있거나 흥분하면 높아진다. 반대로 쉬고 있을 때는 혈압이 떨어진다. 물론 자고 있을 때도 떨어진다. 또한, 혈압은 혈관의 저항에 비례해서 높아진다. 그리고 체액의 양에 비례해서도 높아진다. 세 번째로 환경에 의해 혈압이 달라진다. 더우면 내려가고 추우면 올라간다. 화가 나면 올라가고 행복하면 떨어진다. 다시 말하지만, 혈압은 체온과 마찬가지로 고정되어 있는 수치가 아니다. 그래서 단순히 기준 수치를 정하고 그 이상을 모두 고혈압이라는 질병으로 진단해서는 안된다. 만약, 환경을 고려하지 않고 진단을 한다면 경기 중인 축구 선수들은 모두 고혈압약을 먹어야 하는 환자가 된다(운동은 장기적으로 심장을 튼튼히 하고 모세혈관을 강화하므로 혈압을 내리는 효과가 있다. 반면 노동은 스트레스호르몬의 과다 분비로 인해 혈관이 손상되고, 장기적으로 혈압을 상승시킨다).

우리 몸의 기관과 기능은 많이 쓸수록 강화되는 경향이 있다. 망치질을 많이 하는 목수는 팔뚝이 굵어진다. 축구선수는 다리의 근육이 강화된다. 오른손잡이는 왼손보다 오른손이 더 크고 힘도 세다. 근육뿐만 아니라 내장기관도 많이 사용하는 곳의 기관이 강화된다. 콩팥을 하나 덜어내고 나면 나머지 하나의 콩팥이 더 커진다. 간경화가 오면 간 기능을 일부 떠맡은 비장이 더 커진다. 신체 근육뿐만 아니라 정신 근육도 반복적으로 훈련을 하면 더 강해진다. 가장 쉽게 공부를 예로 들면 반복적인 훈련과 학습을 통해 기억력을 강화하거나 성적을 올릴 수 있다.

그럼 혈압도 훈련에 의해 강화되고, 상승할 수 있을까? 그렇다. 혈압에도 지속적인 혈압의 상승 요인이 발생하는데, 자극을 받게 되면 장기적인 상승 압력의 요인에 의해 상승된 혈압이 고정된다.

그럼 혈압은 어떤 훈련에 의해 상승을 하게 될까? 위에서 말한 혈압을 올리는 요인에 대해 구체적으로 살펴보자.

첫 번째, 말초 혈관의 저항이 증가하면 혈압이 상승한다. 그럼 언제 말초 혈관의 저항이 증가하는가? 날씨가 추우면 혈관이 수축하여 체온을 보존하려는 노력을 한다. 그래서 추운 겨울에 혈압이 더 상승하고 뇌졸중이 증가한다. 담배를 피우면 혈관이 수축한다. 기름진 음식을 많이 먹거나 고지혈증이 있으면 혈액이 탁해지고 흐름도 느려져 말초 저항이 증가한다. 또 운동량이 부족하면 혈관의 탄력은 떨어지는 반면 저항은 증가한다.

두 번째, 체액의 양이 증가하면 혈압이 올라간다. 그럼 체액의 양은 언제 증가하는가? 체중이 증가하면, 즉 비만이 되면 체액의 양이 증가한다. 지나치게 짜게 먹거나 달게 먹으면 체내로의 수분 유입이 증가한다. 육식을 하고 난 후 혹은 얼큰한 부대찌개를 먹고 난 후 물을 엄청 들이킨 경험이 있을 것이다. 짠 음식뿐만 아니라 단 음식을 많이 먹어도 수분섭취가 증가한다. 모두 삼투압 때문이다. 짠 음식과 단 음식을 지속적으로 다량 섭취하면 체내의 수분 보유량이 점점 증가하므로 체액이 증가하고 혈압을 상승시키는 요인으로 작용한다. 요약하면 과식과 달고 짠 음식이 혈압을 증가시킬 수 있다는 말이다.

세 번째, 환경의 영향을 들 수 있다. 힘을 쓰는 일이 많아질수록 혈압은 상승한다. 힘을 쓰려면 더 많은 에너지가 필요하고, 에너지 수준을 높이려면 혈압을 높여야 한다. 지나치게 많은 운동도 혈압을 높인다. 적절한 수준 이상의 과한 운동은 생명까지도 위협한다. 축구선수나 마라톤 선수에게 심장마비가 종종 발생하는 것이 이에 속한다. 업무량이 많으면 과로로 혈압이 높아진다. 화장실에서 힘을 줄 때도 혈압이 상승한다. 화가 나도 혈압이 상승한다. 스트레스와 긴장이 연속되어도 혈압이 상승한다. 카페인과 같은 식품도 혈압을 높인다. 카페인은 혈압을 높여 더 열심히 일하게 해 주기 때문에 생산성 향상에는 도움이 된다. 쉬지 못할 때도 혈압은 상승한다. 잠을 자지 못해도 역시 혈압은 상승한다.

혈압이 상승할 일이 계속되면 심장은 점점 강화되고, 혈압의 수준을 늘 높은 쪽에 맞추고 있게 된다. 어차피 내려갈 일이 별로 없기 때문이다. 이렇게 훈련을 받은 심장은 혈압을 올린다.

그럼 혈압을 내리기 위해서는 어떻게 해야 할까? 위에서 말한 혈압을 상승시키는 훈련을 반대로만 하면 된다. 자율신경을 조절하여 교감신경의 과흥분을 막고, 적게 먹고, 달거나 짜게 먹지 않고, 운동을 적당히 하고, 충분한 휴식을 취하여 부교감신경을 강화하고, 카페인 섭취를 줄이고, 담배와 술을 끊는 등 혈압을 낮추는 훈련을 해야 한다. 혈압이 상승하고 있다는 것은 나의 환경이 높은 혈압을 요구하고 있기 때문이다. 고혈압을 치료하기 위해 어떤 약을 먹을까를 고민하기 이전에 현재 내가 어떤 상황에 처해 있는지를 먼저 고려하는 지혜가 필요하지 않을까 생각한다. 혈압약은 약의 성분이 혈중에 있을 때만 혈압을 내린다. 약이 내 몸의 일부가 되기 때문이다. 혈압약을 먹어 낮아진 혈압은 진정한 나의 혈압이 아니다. 건강한 혈압을 유지하기 위해서는 몸의 구조가 바뀌어야 한다. 혈관이 튼튼해져야 하고, 말초 혈관의 순환이 좋아져야 하고, 심장과 폐가 튼튼해져야 한다.

다음으로 혈당에 대해 한번 알아보자. 사람이 음식을 먹으면 소화 흡수 과정을 거쳐 포도당이라는 영양분이 혈관을 타고 근육이나 여러 기관과 조직으로 운반된다. 이때 혈관 내에 포도당의 양이 너무 많게 되면 췌장에서 인슐린이라는 호르몬을 분비하여 혈당의 양을 줄이게 된다. 인슐린은 혈당을 혈관에서 끌어내어 간이나 근육에 글리코겐이라는 탄수화물이나 지방의 형태로 저장하는 기능을 한다. 당뇨병이란 이렇게 수송, 소모, 저장되어야 할 포도당이 혈관까지 수송은 되지만 저장이나 소모가 되지 않는 상태를 말한다. 즉, 혈관 내에 포도당이 아주 많이 있지만, 기관이나 조직에서 사용을 하지 않거나 저장을 할 수 없는 상태를 뜻한다. 보통은 췌장에서 적당한 양의 인슐린이 분비되어 포도당을 제거해야 하지만, 어떤 이유에 의해 인슐린의 작용이 방해를 받는 상태가 될 때를 일러 당뇨병이라 칭한다.

일반적으로 췌장에서 만들어진 인슐린의 작용이 방해 받는 이유는 두 가지다. 첫 번째는 선천적으로 인슐린이 생산되지 않는 경우인데, 이것을 '제1형 당뇨병'이라 부른다. 두 번째는 인슐린이 정상적으로 분비되긴 하지만, 우리 몸 세포의 인슐린 수용체가 인슐린을 사용하지 못하고, 대신 인슐린만 과다 소모되는 경우다. 이것을 '제2형 당뇨병'이라 일컫는다. 지나치게 많은 양의 인슐린을 생산하던 췌장의 베타세포는 그 기능을 잃고 결국에는 인슐린이 분비되지 못하는 지경에 이르기도 한다.

그렇다면 왜 혈액 속에 지나치게 많은 포도당이 돌아다니는 것일까? 그 원인은 고혈압의 원인과 아주 유사하다. 힘을 쓰는 모든 경우에 혈액 속의 당이 증가하기 때문이다. 힘을 쓰기 위해서는 혈압을 올려야 하는데, 혈압을 올리기 위해서는 에너지가 필요하다. 혈당은 혈압을 올리고 근육을 움직이게 하는 연료다. 그래서 앞서 고혈압에서 말한 모든 경우에 혈당도 동시에 상승한다. 스트레스나 긴장 상황에서도 마찬가지로 혈당이 상승한다.

제2형 당뇨병은 음식을 많이 먹어서 생긴 병이 아니다. 움직이지 않아서 생긴 병이다. 운동 부하가 없는데 자꾸 음식이 들어오면 혈당이 높아지며 인슐린이 분비된다. 세포는 할 일이 없는데 인슐린이 분비되어 세포로 하여금 혈당을 사용하거나 저장하라는 명령을 받는다. 하지만, 더 이상 저장할 공간조차 없는 세포는 인슐린의 명령을 거부한다. 그 결과 '인슐린 저항성'이 생긴다. 그러면 혈관 내에는 소모되지 못한 포도당이 넘쳐나는데, 이를 제거하기 위해 인슐린은 더욱 과다 분비된다. 그럼에도 불구하고 대부분의 당뇨약들은 혈관 내의 당 수치 조절에만 관여한다. 때문에 혈당을 제거하기 위해 인슐린을 분비 촉진시키거나 소장에서 당의 흡수를 방해한다. 다시 한 번 말하지만, 당뇨병이란 단것(당)을 많이 먹어서 생긴 병이 아니다. 세포가 당을 사용할 일이 없어서 생긴 병이다. 그래서 제2형 당뇨병의 치료에 있어서 가장 중요한 것이 적절한 운동이 된다. 운동은 세포가 당을 사용할 수 있는 일거리를 준다. 일을 시작한 세포는 인슐린 저항성에서 벗어날 수 있다. 이와 더불어 혈당을 상승시키는 모든 힘쓰는 상황을 개선해야 한다. 많이 먹지 말고, 기름지게 먹지 말고, 술과 담배 그리고 커피를 멀리해야 한다. 화내지 말고 편안한 마음가짐을 유지해야 한다.

자율신경의 불균형도 당뇨병의 원인이 될 수 있다. 스트레스는 세포막의 인슐린 수용체 작용을 교란시킨다. 스트레스 호르몬은 세포들에 인슐린 저항성을 증가시키고, 혈액 중의 포도당을 사용할 수 없게 만든다. 당뇨병 치료약을 먹지 말란 이야기는 아니지만, 혈당강하제는 근본적인 해결책이 되지 못한다. 인슐린은 혈당을 저장한다. 이때 저장된 당은 다시 혈관으로 나오기 마련이다. 그렇기 때문에 당이 과도하게 필요한 환경을 만들지 않는 것이 중요하다. 뭐니 뭐니 해도 스트레스 호르몬의 과분비를 막기 위해 교감신경의 억제가 필요하고, 췌장의 정상적인 기능 유지를 위해 부교감신경의 강화가 필요하고, 혈당을 소모시키고 인슐린 저항성을 풀기 위해 혈액순환의 개선과 지속적인 운동이 필요하다.

요컨대 고혈압과 당뇨병은 두 가지 병이 아니다. 하나의 다른 이름일 뿐이다.

# 안면 홍조와 감정 홍조

최근 경기불황 등으로 직장인, 대학생, 구직자 등 젊은 층이 받는 스트레스가 심각해 문제시되고 있다. 특히 남들보다 얼굴이 쉽게 붉어지며, 화끈거리는 안면 홍조의 경우 일상생활의 불편함은 물론 대인 관계가 중요한 사회생활에도 부정적 영향을 준다.

사람은 화가 나거나 혹은 부끄러움 등의 감정 변화를 느끼게 되면 잠시 동안 얼굴이 붉어진다. 또 매운 음식, 술 등을 섭취할 경우에도 얼굴이 쉽게 붉어질 수 있다. 그러나 안면 홍조증 환자의 경우 조그마한 자극에도 쉽게 얼굴이 붉어지는데, 그 증상이 오랫동안 지속된다. 특히 증상이 심각한 환자는 강한 화끈거림을 비롯해 가슴의 두근거림 증상, 차갑고 끈적끈적한 식은땀을 흘리는 증상, 머리의 압박감, 두통 등의 느낌이 동반되기도 한다. 이 같은 안면 홍조의 원인은 크게 세 가지로 분류된다.

먼저, 자율신경 이상으로 인해 나타나는 안면 홍조다. 사람은 화가 나거나 스트레스를 받게 되면 자율신경의 영향을 받아 안면 혈류량이 증가하고, 모세혈관이 충혈돼 얼굴의 색이 잠시 동안 붉게 변한다. 그러나 과도한 스트레스로 인해 자율신경의 균형이 깨진 상태에서는 체온 조절이나 안면의 혈류량 조절이 어려워지면서 얼굴이 붉어지는 증상이 더 쉽게 그리고 더 오래 나타나게 된다. 특히 스트레스에 민감한 사람은 대인 관계 도중에 홍조가 많이 발생한다. 낯선 사람과 맞서거나 직장 상사와 같이 부담 가는 사람과의 대면에서 감정적 흥분이 교감신경을 자극해 안면 홍조가 자주 발생하는 경우도 있는데, 이는 '감정 홍조'로 따로 분류하기도 한다.

두 번째로, 갱년기장애로 인해 나타나는 안면 홍조가 있다. 여성이 갱년기에 접어들면 여성호르몬인 에스트로겐이 줄어들면서 안면이 시시때때로 붉어지고, 열이 올라오고, 땀이 발생한다. 이를 '핫플러싱'이라고 하는데, 갱년기장애의 대표적 증상으로 꼽는다. 안면 홍조의 증상이 심해지면 열이 올라 잠을 못자는 상태에까지 이르게 된다.

마지막으로, 온도 변화에 의해서 안면 홍조가 발생한다. 얼굴에 있는 모세혈관은 온도가 낮은 곳에서는 닫혀 있다가 온도가 올라가면 팽창하게 된다. 온도에 의한 안면 홍조는 주로 겨울철에 많이 발생한다. 영하의 차가운 바깥바람으로 굳게 닫혀 있던 안면 혈관이 더운 실내로 들어오면 일시에 팽창되면서 안면이 붉어지고 화끈거리게 된다. 보통은 자율신경 조절에 의해 홍조가 사라지지만 안면 홍조증 환자는 안면 모세혈관의 팽창이 좀처럼 가라앉지 않고 오래도록 홍조가 지속되는 경향성을 보인다. 최근에는 여름에도 온도차에 의한 홍조가 많이 발생하는데, 겨울철과는 반대로 더운 실외와 에어컨 때문에 차가운 실내 온도차에 의해 발생한다. 이 외에도 사춘기 시기의 호르몬 불균형이나 자가 면역 질환과 같은 알레르기성 질환 등이 원인이 될 수 있다.

이렇게 안면 홍조는 다양한 원인으로 분류되지만 모두 안면의 모세혈관을 조절하는 자율신경 이상에 의해 발생하는 질환이다. 혈액 흐름이 과도하게 안면의 모세혈관을 확장하고, 혈관의 충혈로 얼굴에 열이 나게 된다. 보통 낮의 증상보다 밤의 증상이 더 중한데, 야간에 안면 홍조 증상이 나타날 경우 열 때문에 잠을 잘 수가 없어 불면증의 원인이 되기도 한다.

안면 홍조의 치료와 예방을 위해서는 우선 원인이 될 수 있는 질환을 제거하는 것이 가장 중요하다. 다음으로 스트레스 관리가 중요하다. 스트레스는 교감신경을 자극하는 주요 원인으로 안면 홍조를 악화시킨다. 평소 지나친 긴장이나 흥분 상태에 들지 않도록 감정 조절에 유의하며, 명상이나 운동, 음악 등을 통해 스트레스를 풀어 주는 것이 좋다. 또 뜨겁거나 매운 음식을 피하고, 외출할 때 자외선 차단 크림을 발라 피부를 보호하는 것이 좋다. 특히 커피와 같은 카페인 음료는 교감신경을 흥분시켜 안면홍조를 악화시키므로 피해야 한다. 이 외에도 금연과 금주를 하고, 잦은 사우나나 심한 피부 마사지도 피하는 것이 좋다. 명상이나 호흡법은 부교감신경을 강화시키는 효과가 있으므로 자율신경 조절에 도움을 준다. 운동은 혈액순환을 개선하고, 혈관을 튼튼히 하며, 혈액을 사지로 분산시키는 효과와 함께 땀을 흘려 체내의 화기(열기)를 몸 밖으로 배출하여 제거하는 효과가 있다.

# 안구건조증

백문이 불여일견이라 했다. 보는 것의 중요성은 그 무엇과도 비교할 수 없다. 심지어 '보는 것이 믿는 것이다($^{Seeing\ is\ Believing}$)'라는 말도 있다. 실제로 일상생활에서 눈이 잘 보이지 않는다면 얼마나 불편할지는 상상하기 힘들 정도다.

눈과 카메라는 닮은 점이 많다. 렌즈를 통과한 빛이 필름의 면과 망막에 상을 맺는 원리는 비슷하다. 요즘 주를 이루는 디지털카메라는 사람의 눈과 더욱 흡사한 메커니즘으로 작동한다. 렌즈를 통과한 빛이 디지털 촬상 소자면에 상을 만들면 이를 전기신호로 변환하여 CPU에서 처리하는 과정을 거쳐 이미지화한다. 사람의 눈이 물체를 보면 망막에 상이 맺히고 시신경을 통해 대뇌에서 처리되는 것과 유사하다.

최근 출시되는 디지털카메라는 점점 더 선명해지고 똑똑해지고 있다. 촬상 소자의 화소수는 천만을 훌쩍 넘어 눈으로 보는 것보다 사진을 찍어 확대하면 더 잘 보일 때가 많다. 또한, 감도도 좋아 어두운 밤에도 밝고 선명한 사진을 제공한다. 반면 사람의 눈은 어떤가? 그 어느 때보다 약해지고 있다. 50~60년 전을 생각해 보자. 텔레비전도 없고 전기도 풍부하지 못하던 시절, 그야말로 해가 지면 할 일이 없었다. 호롱불이나 백열등 아래서 그리 많은 일을 하지는 못했다. 하지만, 지금은 어떤가? 낮보다 밤이 더 밝다. 하루 종일 컴퓨터 모니터와 씨름하다 집으로 돌아오면 텔레비전 시청으로 온밤을 지샌다. 어두워서 못할 일이 없다. 오히려 어두우면 불안해 한다. 그만큼 사람의 눈은 혹사당하고 있다.

한편 본다는 것은 눈이 일을 한다는 것을 의미한다. 얼마 전 텔레비전을 바꾸었다. 희미해진 프로젝션 텔레비전을 버리고 신상품 LED 텔레비전으로 벽면을 장식했다. 오래되어 등이 약해진 프로젝션 텔레비전에 비해 새로 산 LED 텔레비전은 매우 밝고 선명하다. 하지만, 너무 밝다보니 눈의 피로가 더 빨리 오는 단점이 있다. 컴퓨터 모니터도 점점 그 크기가 커지고 텔레비전도 점점 대형화되어 간다. 화면이 커지고 밝아질수록 눈은 점점 지치게 된다. 반대로 작은 화면 때문에 눈이 괴로운 경우도 있다. 스마트폰이 주범이다. 스마트폰의 작은 화면을 주시하다보면 눈이 더 빨리 피로해진다. 사실 50인치 대형화면을 보는 것보다 5인치 스마트폰을 보는 것이 눈에는 더 해롭다. 대형 텔레비전은 화면의 깜박임이 적은 반면, 화면이 작은 스마트폰은 화면의 깜박임이 심해 눈에 더 해롭다. 스마트폰 화면을 움직이거나 주시할 때 어지러워지는 이유가 이 때문이다. 또한, 작은 화면을 뚫어지게 쳐다보아야 하기 때문에 눈의 운동량은 적어지고, 눈 주위의 근육은 경직되고, 혈액순환이 나빠져 더욱 좋지 않은 영향을 끼친다.

팔씨름할 때를 생각해 보자. 팔에 힘을 주는 순간 목에서부터 팔까지 핏줄이 시퍼렇게 서는 것을 보았을 것이다. 우리 몸의 어느 부분이 일을 한다는 것은 그 부분으로 피가 더 많이 흐른다는 것을 의미한다. 목수가 망치질을 열심히 하면 팔로 흐르는 혈액 양이 증가한다. 수험생이 공부를 열심히 하면 뇌로 흐르는 혈액 양도 당연히 증가한다. 눈도 마찬가지다. 눈을 열심히 사용하면 눈으로 흐르는 혈액 양이 증가한다. 혈관은 고정된 것이 아니다. 큰 동맥과 정맥은 고정되어 있지만, 모세혈관은 늘 자라고 사라지고를 반복한다. 그래서 눈이 일을 많이 하게 되면 눈으로 흐르는 혈액 양은 증가하고, 모세혈관도 자란다. 그 결과 충혈되고 핏대가 선다. 혈관이 자라는 것이 지나치면 살이 자라 수정체를 덮기도 한다. 혈액이 너무 많이 흐르면 눈의 내부 압력(안압)이 증가하여 녹내장이 생기기도 한다. 또한, 눈이 지나치게 많은 일을 하면 수정체가 흐려지고, 백내장이 발생한다.

카메라와 사람 눈의 다른 점은 카메라는 딱딱한 상태로 고정되어 그 크기가 변하지 않는 데 반해 사람의 눈은 그 크기가 변한다는 사실이다. 사람의 눈 속은 물로 가득 차 있다. 그래서 압력이 증가하면 눈알의 크기가 커진다. 눈알의 크기가 커지면 초점이 맞지 않을 뿐만 아니라 통증도 생긴다. 심하면 망막박리까지도 초래할 수 있다. 그래서 눈의 혈액순환이 중요하다. 피곤할 때의 눈은 딱딱하고 튀어나와 있다. 반면 건강할 때의 눈은 부드럽고 작다.

또 하나 중요한 것은 눈을 움직이는 근육이다. 눈은 안와 속에 감싸여 있으며, 6개의 근육에 의해 매달려 있다. 눈은 이 근육의 작용에 따라 상하좌우로 움직이고, 회전도 가능(이경규 씨가 하는 것처럼)하다. 그런데 안구건조증이나 눈에 이상이 있는 사람에게 눈알 돌리기를 시켜보면 잘되지 않는 경우가 많다. '시계 방향으로 돌려 보세요' 하면 그저 오른쪽으로 움찔하는 정도에 그치기도 한다. 눈을 감싸고 있는 근육이 굳어 있기 때문이다. 눈이 부어 있는 경우 그 정도가 더 심해진다. 이는 주로 시야를 고정시키고 생활하는 사람에게 많이 생긴다. 하루 종일 컴퓨터 모니터만 쳐다보고 있는 경우와 텔레비전 시청을 장시간 하는 경우가 그렇다.

눈의 초점을 맞추는 것도 눈의 근육이 하는 일이다. 모양체 근육이 수축과 이완을 반복하며 수정체의 두께를 조절하고 초점을 맞춘다. 그런데 모양체 근육의 힘이 떨어지면 수정체의 굴절력을 조절하기 힘들어지고, 시력이 약해진다. 나아가 노안의 원인이 된다. 그래서 가까이 있는 물체와 멀리 있는 물체를 번갈아 보기 운동을 통해 모양체 근육의 힘을 길러 주는 것도 필요하다.

눈은 뇌의 연장선이다. 뇌에서 머리 밖으로 튀어나온 뇌의 일부다. 눈이 부어 있다는 것은 뇌도 부어 있다는 것을 뜻한다. 그만큼 몸이 스트레스를 받고 있거나 긴장되어 있거나 피곤하다는 의미다. 사람이 살면서 아침에 눈을 뜬 후 밤에 잠을 자기 전까지 한 번도 눈을 감지 않는 경우가 많다. 눈을 감지 못할 정도로 바쁘고 여유가 없음을 말한다. 하루 3회 정도 아침, 점심, 저녁으로 10~20분씩 잠시 눈을 감고 쉬어보는 것도 좋다.

긴 이야기를 요약해 보자. 스트레스를 받아 몸이 긴장되면 교감신경이 항진되고 감각기관에 과전류가 흐르게 된다. 교감신경항진에 의한 질환이 발생하면 신경의 과민과 충혈이 항상 따라다닌다. 교감신경의 과항진은 각막의 건조를 유발하여 안구건조증을 악화시킨다. 또한, 교감신경의 과항진은 부교감신경의 약화를 불러온다. 부교감신경이 약해지면 눈물샘이 말라붙어 눈이 더욱 건조해진다. 일상적인 음식 중에서 가장 분비선을 억제하는 음식은 커피다. 그래서 안구건조증이 있는 사람은 특히 커피를 피하는 것이 좋다.

이제부터 눈을 좀 쉬게 해 주자. 눈알 굴리기도 매일 해 보자. 눈의 휴식은 뇌의 휴식을 가져올 뿐만 아니라 지나친 긴장감을 풀어 주는 열쇠가 될 수 있다.

# 두통

 두통은 살아가면서 누구나 한두 번 이상은 경험하는 흔한 증상이다. 그러나 특별한 원인이 발견되지 않는 경우가 많아 아무리 머리가 깨질 듯 아파도 참고 넘기기도 한다. 그런가 하면 진통제를 먹으며 증상을 개선하려 하지만, 진통제가 아무런 효과를 내지 못하는 경우도 있다. 바로 자율신경에 이상이 있을 때다.
 두통이 생기는 원인은 많다. 머릿속의 혈관이 막히거나 터지거나 하는 경우도 있고, 종양 덩어리가 자라 두통을 유발하는 경우도 있다. 이와 같은 경우 진단도 쉽다. CT나 MRI를 찍어 확인하면 금방 알 수 있기 때문이다. 그런데 이렇게 원인이 간단한 경우는 그리 많지 않다. 많은 사람이 두통 때문에 CT나 MRI를 찍지만 '이상 없음'이란 말을 듣는 경우가 대부분이다. 한편으로 답답하기도 하지만, 사진으로 찍어 이상이 없다 함은 머릿속에 구조적인 이상

이 없음을 의미한다. 그래서 아주 심각한 질환은 아니라는 안도를 할 수 있어서 좋은 점도 있다.

대부분의 두통이 구조적 이상 없이 발생하는데, 주로 자율신경의 조절 이상에서 그 원인을 찾을 수 있다. 지나친 스트레스나 긴장으로 인해 교감신경이 과흥분 하면 뇌혈관 압력이 높아진다. 그러면 혈관의 긴장으로 인해 긴장성 두통이 발생한다. 또한, 스트레스는 뇌신경에 과전류를 흐르게 하는데, 뇌신경을 과열시키므로 두통을 유발한다. 뇌신경의 과열과 뇌혈관의 압력 증가는 많은 노폐물을 발생시킨다. 이러한 노폐물의 처리 과정에서도 두통이 유발된다. 주로 스트레스나 지나친 긴장 상태가 오래되어 발생하므로 이를 '신경성 두통'이라 부른다. 이렇게 발병한 자율신경 이상에 의한 두통은 CT, MRI 등의 시각적 검사에서는 잘 나타나지 않고, 주로 여러 가지 합병증과 함께 나타난다.

요컨대 신경이 모두 과열되므로 잠을 잘 못 자게 되어 불면증이 생기고, 감각신경이 모두 예민해져 이명, 안구건조증, 입마름증, 피부의 이상 감각, 고혈압, 협심증 등이 발병하고, 부교감신경계의 약화로 소화 장애나 위염, 장염, 전립선염, 자궁 질환 등이 병발하게 된다. 이렇듯 자율신경 이상에 의해 발병하는 두통 치료를 위해서는 뇌혈관 압력이 지나치게 높아지지 않도록 화를 내지 않고 평정심을 유지하는 것도 중요하고, 호흡을 천천히 깊게 하는 것도 중요하다. 느리고 깊은 호흡은 교감신경의 흥분을 차단한다. 폐 기능이 활성화되면 심장의 부담을 줄여 주고, 나아가 뇌혈류의 순환도 개선시켜 준다.

일반적으로 두통이 찾아오면 대다수의 환자가 시중에서 판매되는 두통약을 상복하는 경우가 많다. 진통 소염제인 두통약은 세포막에서 분비되는 국소 호르몬인 프로스타글란딘 등을 차단해 두통 증상을 개선한다. 그러나 이런 종류의 두통약은 전신의 국소 호르몬을 함께 차단해 혈액순환을 저해하는 부작용이 있어 장기간 복용시 몸이 냉해지거나 면역력이 떨어지는 등 부작용이 생길 수 있으므로 장기 복용시에는 주의가 필요하다. 또한, 교감신경의 흥분을 유발할 수 있는 카페인 음료의 섭취를 피하고, 인체 상부에 열을 가중시킬 수 있는 인삼 종류의 복용도 피하는 것이 좋다.

요컨대 자율신경의 불균형으로 발생한 두통 치료에 있어 가장 중요한 것은 혈액순환의 개선이다. 교감신경의 지나친 흥분으로 인해 인체 상부에 충혈된 혈액을 복강과 상하지 말단으로 분산시켜야 한다. 이때 건강, 육계, 육두구 등의 약물을 통해 부교감신경을 강화시켜도 좋고, 운동을 통해 말초 혈관을 튼튼하게 하는 것도 혈액 분산에 좋다. 운동은 땀을 흘리게 함으로써 체내에 쌓인 화기(火氣)와 노폐물을 빼내 인체 상부의 압력을 줄이는 역할 외에도 운동신경의 강화를 통해 자율신경의 균형 발전을 도와줌으로써 두통 치료의 중요한 부분을 차지하게 된다.

일반적으로 만성피로도 두통의 큰 원인 중 하나다. 여러 가지 이유로 인해 피로가 누적되면 뇌신경 또한 흥분 상태가 지속되고, 동시에 뇌혈관의 노폐물도 증가하게 된다. 뇌신경의 지나친 흥분과 노폐물의 증가는 주요한 두통의 원인이 됨을 이미 앞에서 살펴보았다. 만성피로로 인한 두통의 치료에 있어서 가장 좋은 약은 충분한 휴식과 혈액순환 촉진을 통한 기력 회복이다. 충분한 휴식을 위해 수면을 유도하는 치료와 수면을 방해하는 인자를 제거하는 치료가 병행되면 더욱 좋다.

# 이명과 어지럼증

기차 소리, 북소리, 꽹과리 소리 등 갖가지 소리가 들린다고 한다. 시끄러워서 잠을 자기 어려울 지경이라고도 한다. 이렇게 귀에서 소리가 난다면 아주 성가실 것이다. 필자도 만성적이지는 않지만 귀에서 고주파음이 가끔 울린다. 피곤하거나 스트레스를 받을 때 주로 그렇다. 이명과 어지럼증은 따로따로 오기도 하지만, 대개 함께 오는 경우가 많아 필자는 묶어서 이야기해 보도록 하겠다.

  이명과 어지럼증 때문에 종합병원을 찾으면 첫 번째 하는 것이 청력 테스트와 전정기관의 균형 감각 검사 그리고 빈혈 검사다. 심지어는 MRI를 찍기도 한다. 이런저런 검사로 검사비도 꽤 나온다. 그런데 대부분의 환자가 '아무 이상 없음'이란 말을 듣고 온다. 물론 기분이 좋아야 함에도 뭔가 찜찜한 뒷맛을 가지고 말이다. 실제 귀에 이상이 있는 경우 메니에르병($^{Méni\grave{e}re病}$)이나 중이염에 의한 손상 혹은 드물게 청신경의 손상에 의하기도 하지만, 대개의 경우 원인 불명이다.

귀의 구조적인 손상 없이 나타나는 이명과 어지럼증의 원인은 센서의 과열이다. 이는 전정기관의 몸 기울기 측정 센서가 너무 예민해진 탓이다. 즉, 조그만 움직임에도 과도하게 증폭된 신호를 만들어 내기 때문에 땅이 꺼지거나 천장이 도는 듯한 느낌을 받게 되며, 보행시 몸이 기울어지거나 조금만 움직여도 몸이 핑 도는 느낌이 든다. 심지어 땅이 꺼지거나 몸이 떠오르는 느낌을 받는다고 호소하는 사람도 있다. 또한, 작은 울림이나 소리도 증폭되어 큰 소리로 들리게 된다. 다시 말하면 평소 필터링 되어 들리지 않던 잡음이 오히려 더욱 증폭되어 큰 소리를 만들어 내거나 없는 소리까지 만들어져 들리게 된다.

이명과 어지럼증이 생기는 가장 큰 원인은 스트레스와 과로다. 정신적인 충격을 받았거나 스트레스가 과중할 때, 한마디로 열이 뻗칠 때 귀에서 소리가 난다. 아마 독자 여러분도 이러한 경험이 자주 있었을 것이다. 자율신경계의 교감신경이 지나치게 흥분을 하면 귀의 신경도 예민해지기 때문이다. 또한 지나치게 기운이 없을 때도 이명과 어지럼증이 발생한다. 큰 병 후 기력이 없을 때, 과로로 기력이 없을 때 이명이 생긴다. 청신경의 신경 전도가 교란되기 때문이다.

이명과 어지럼증이 있으면서 위장 장애가 동반되는 경우도 의외로 많다. 교감신경의 지나친 흥분은 대개 부교감신경의 약화를 초래한다. 그래서 두부 신경과 혈관 압력이 증가하고, 복강 내 소화기의 혈액 흐름도 나빠진다. 반대로 복강 내 혈액 흐름이 좋아지면 이명과 어지럼증이 저절로 낫는다. 부교감신경이 강화되면 교감신경의 과흥분이 줄어들기 때문이다. 그래서 자율신경의 조절이 중요하다. 교감신경의 과흥분을 줄이고 부교감신경을 강화하고 혈액순환이 촉진되면 이명과 어지럼증은 사라진다.

# 탈모

사람의 머리카락은 매일 자란다. 한 달이면 1~2센티미터 정도가 자란다. 이렇게 매일 자라는 머리카락이 저절로 빠지기도 한다. 보통 하루에 빠지는 머리카락의 개수는 40~50개 정도다. 생물은 끊임없이 살고 죽는다. 새로운 세포가 줄기세포에서 자라 올라오고, 수명이 다한 세포는 그들의 몸에서 떨어져 나간다. 머리카락, 손톱, 피부, 장 점막 등도 마찬가지로 모두 자라고 수명을 다하면 떨어져 나간다.

우리들 대부분은 일반적으로 자신의 머리카락이 빠지는 것을 잘 모르고 사는 경우가 많다. 그러다 스트레스가 심한 어느 날, 머리를 감다 바닥에 뒤엉켜 있는 머리카락을 본 후에야 알아챈다. 그래서 한동안 머리를 이리저리 거울에 비춰 보고 머리숱이 듬성듬성해진 것을 발견하고는 우울해진다.

머리카락이 하루에 40~50개씩 빠져서 욕실바닥에 3~4일 쌓이면 아주 많은 양의 머리카락이 빠진 것처럼 보이지만, 사실 이 정도는 정상에 속한다. 성급하게 탈모를 걱정할 필요가 없다는 말이다. 우리가 병적으로 탈모가 된다는 것은 빠진 머리카락의 개수 문제가 아니라 머리카락이 빠진 자리에 다시 머리카락이 나지 않고 텅 비어버리는 현상을 말한다.

짐승은 털갈이를 한다. 털이 전혀 빠지지 않다가 털갈이 때가 되면 한꺼번에 빠진다. 사람도 과로를 하거나 출산을 하거나 심각한 스트레스 상황에 놓이면 동물과 비슷한 털갈이를 한다. 하지만, 정상적인 회복 기능을 가진 사람이라면 털이 빠진 자리에 새 털이 다시 자란다. 그러나 탈모의 질병을 앓고 있는 사람은 이 정상적 복구 작업이 일어나지 않는다.

탈모의 원인은 크게 유전적인 경우와 스트레스 그리고 호르몬 불균형에 의한 3가지로 나눌 수 있다. 유전적인 경우는 어쩔 수 없다 하더라도 과로나 스트레스에 의한 탈모는 대부분 예방과 치료가 가능하다. 스트레스 호르몬의 과잉 분비는 모근의 손상과 모발의 퇴행을 유발하여 탈모의 원인이 된다. 그래서 충분한 휴식과 운동을 통해 몸을 관리하는 노력이 필요하다. 적절한 영양의 공급도 필요하다. 머리카락의 주성분은 단백질이다. 그래서 양질의 단백질 섭취가 탈모치료에 중요한 요소가 된다. 호르몬 불균형에 의한 탈모는 남성호르몬의 과잉 분비 때문인데, 호르몬의 분비량을 조절하는 방법과 함께 적절한 운동과 스트레스 해소, 혈액순환개선이 치료에 도움이 된다고 한다.

여러 가지 치료를 해 보지만, 계속 탈모가 진행되는 사람이 있다. 탈모가 한참 진행 중인 사람의 두피를 살펴보면, 표면이 붉게 변해 있는 경우가 많다. 반면에 두피가 시리다는 사람은 별로 없다. 모두 가렵거나 후끈후끈 열이 난다고 한다. 사람이 긴장하거나 스트레스를 받거나 화가 나면 '뚜껑이 열린다' '폭발 일보 직전이다' 등과 같이 열이 상부에 몰려 있음을 뜻하는 표현을 많이 쓴다. 모두 맞는 말이다. 이렇게 긴장이 지속되면 교감신경이 항진되는데, 그러면 두면부 충혈이 지속된다. 두면부 충혈은 두피 발열로 이어져 각종 피부염과 가려움증, 뾰루지, 여드름의 원인이 된다. 이와 동시에 탈모도 진행된다.

'두무냉통 복무열통'이란 말이 여기에 꼭 맞는 것 같다. 이는 머리는 차서 탈날 일이 없으며, 뱃속은 더워서 탈날 일이 없다는 뜻이다. 교감신경이 과항진되면 머리 쪽은 열이 나고, 뱃속은 차진다. 이때 두통, 불면, 안구건조, 탈모 등이 진행될 뿐만 아니라 복통, 위염, 장염도 함께 나타난다. 게다가 교감신경이 항진되어 과립구가 많아지면 염증 반응도 증가한다. 반대로 부교감신경이 우위에 있는 편안한 몸 상태가 유지되면 소화기와 생식기 기능이 강화되어 행복한 식생활과 더불어 활기찬 성생활이 가능하게 된다. 뿐만 아니라 머리가 맑고 시원해지고, 머리카락도 자란다.

# 수족 냉증과 레이노이드 증후군 그리고 혈액순환 장애

몸이 따뜻한 사람이 더 건강한 사람이다. 혈액은 모든 것을 가지고 있다. 영양물질, 면역 물질, 노폐물 제거 물질, 신경 전달 물질, 호르몬 등 사람이 살아가는 데 필요한 모든 것을 혈액은 실어 나른다. 이때 심장은 그 혈액이 흐르도록 해주는 첫 번째 펌프다. 심장의 힘찬 박동이 혈액을 온몸으로 보낸다. 심장이 약하면 혈액순환이 약해진다. 폐는 혈액을 맑게 한다. 폐는 호흡을 통해 산소를 들여오고, 이산화탄소를 내보낸다. 폐포 속의 수많은 마크로파지(면역 세포)는 혈액 속의 찌꺼기를 처리한다. 폐가 튼튼하면 심장의 부담이 줄어든다.

　혈액순환이 잘되기 위해서는 먼저 심장과 폐가 튼튼해야 한다. 심장과 폐를 튼튼하게 하는 가장 좋은 방법은 운동이다. 운동만큼 심장과 폐를 튼튼하게 하는 방법은 없다. 혈액을 움직이는 두 번째 힘은 근육에서 나온다. 근육량이 줄면 혈액 수송이 줄어든다. 그래서 몸이 더 냉해진다. 이런 이유로 근육의 힘과 양을 늘리는 가장 좋은 방법도 역시 운동이다.

그럼 왜 어떤 사람은 몸이 덥고 어떤 사람은 찬 것일까? 사람은 일정한 체온을 유지하면서 살아가는 항온동물이다. 사람은 36.5도의 체온을 유지하기 위해 끊임없이 에너지를 생산한다. 에너지 생산이 멈추는 날은 그 생을 다하는 날이다. 에너지는 주로 근육과 간에서 생성된다. 이렇게 생성된 열은 혈액을 타고 전신으로 보내져 체온을 유지한다. 보일러에서 만들어진 뜨거운 열이 물을 가열하고, 그 물이 보일러 관을 통해 방을 덥히는 것과 같은 원리다. 보일러 관이 잘 매설된 곳은 뜨끈뜨끈하지만, 보일러 관이 없다든가 혹은 깊게 매설되어 있거나 원래 보일러 물이 차갑다면 방은 따뜻해지지 않는다. 이와 같이 가열된 혈액이 전신을 돌아다니면서 몸을 덥히게 된다. 즉, 혈액이 충분히 잘 도는 곳은 따뜻하다.

하지만, 혈액이 잘 돌지 않는 곳은 차갑다. 우리가 감기에 걸려 열이 나게 될 때를 생각해 보자. 심장박동이 증가하고, 입은 마르고, 온몸은 불덩이가 된다. 면역 작용에 의해 체온이 올라가기 때문이다. 이때 온몸은 붉게 변한다. 혈액이 체표로 마구 흐른다. 혈액의 흐름이 증가한 곳은 색깔이 붉게 변한다. 충혈된 눈과 코가 붉게 보이는 것은 혈액 흐름이 증가했기 때문이다. 몽둥이에 맞은 엉덩이에도 붉은 줄이 생긴다. 손상된 엉덩이 살을 치료하기 위해 혈액이 모인 탓이다. 이때도 상처 난 부위는 후끈후끈 열이 난다. 길고 장황하게 설명하긴 했지만 중요한 것은 한 가지다. 혈액이 많이 흐르는 곳은 열이 나고, 혈액이 적게 흐르는 곳은 차가워진다.

몸이 덥다는 것은 에너지 생산량이 많다는 것을 의미한다. 많은 에너지가 혈액을 타고 전신을 돌고 있으므로 몸이 더워져 추위를 모르게 된다. 얼굴에는 붉은 빛이 많이 돌고, 손발은 따뜻하고, 땀도 많이 난다. 몸이 차다는 것은 에너지 생산량이 적다는 것을 의미한다. 즉, 몸을 지탱하는 에너지 양은 적고, 혈액은 느리게 이동하고, 체온은 약간 떨어진다. 또한, 얼굴은 창백한 빛을 띠고, 손발은 차고, 추위를 유난히 탄다. 선풍기 바람조차 싫어한다.

이렇듯 전형적인 경우도 있지만, 복잡한 경우도 있다. '몸의 위쪽(가슴 위쪽)은 덥고, 아래쪽은 차갑다' '몸의 바깥쪽은 덥고, 속은 차다' '몸은 차가운데 손발은 후끈거린다'와 같은 증상을 호소하는 사람도 있다. 이는 자율신경 이상에서 기인한다. 주로 긴장이나 스트레스에 의해 교감신경이 과항진됨으로써 심장박동이 증가하는데, 이는 두면상지(가슴 위쪽의 머리와 얼굴, 팔)의 혈액순환 양이 늘어나기 때문에 발생한다. 머리 쪽으로 혈액 흐름이 늘어나서 몸의 상부에서만 열이 후끈거리는 것이다. 대신 부교감신경의 영역인 내장기는 혈액순환 양이 적어져 차진다. 이렇게 상부에만 열이 후끈거리는 현상은 지나친 스트레스와 긴장 혹은 화가 났을 때와 같은 '교감신경 항진' 때 가장 많이 나타나지만, 여성호르몬 이상이나 갱년기 증후군에서도 흔하게 나타난다.

혈액순환 장애가 발생하면 심장에서 먼 곳, 즉 손과 발의 관절이 가장 먼저 차거나 시리게 된다. 관절에는 혈관이 없다. 관절은 체중을 지탱하고 힘을 쏠 때 지렛대 역할을 하는 곳으로 많은 힘이 걸릴 뿐만 아니라 손상도 쉽다. 그래서 통증을 유발하는 혈관 형성을 막고 있다. 이렇게 관절에는 혈관이 없기 때문에 온도의 영향을 쉽게 받는다. 그래서 추위가 엄습해 오면 가장 먼저 시리고 아파 오는 곳이 바로 관절이다. 혈액순환이 나빠지면 제일 먼저 손과 발의 작은 관절이 뻣뻣해진다. 참고로, 관절의 항맥관인자(혈관 형성을 막아 주는 물질)는 암 치료에 응용된다. 암은 혈관이 과형성되는 탓이다.

수족 냉증은 앞에서 말한 것처럼 말초 혈관의 순환량이 줄어들면서 심장에서 가장 먼 곳인 손과 발의 온도가 제일 먼저 떨어져 발생한다. 기온이 조금이라도 내려가면 체온을 유지해 줄 뜨거운 혈액의 부족으로 손과 발부터 시려오는 것이다. 말초 혈관이 약해져 그 역할을 할 수 없기 때문이다. 이렇게 손발의 말초 혈관이 없어져 혈액순환이 약해지면서, 그 역할을 수행하지 못하면 통증과 부종이 발생한다. 심하면 괴사로 살이 썩어 들어가기도 하는데, 이를 '레이노이드 증후군'이라 부른다. 손과 발의 말초 혈관 소실은 진통 소염제나 관절약, 심장약 등의 장기 복용으로 인한 부작용으로 나타나기도 하지만, 스트레스나 긴장에 의한 자율신경 실조에 의해서도 흔히 나타날 수 있어서 레이노이드 증후군으로 발전하기도 한다.

반대로 손과 발이 후끈거려 한겨울에도 이불을 덮을 수 없다는 사람이 있다. 이는 손과 발에 동맥궁이 잘 발달되어 있기 때문이다. 심장에서 나온 동맥이 어깨에서 손가락까지 내려오는 동안 동맥 혈관은 상지의 깊은 곳, 즉 뼈와 가까이 붙어 내려온다. 하지만, 손목을 지나면서 동맥 혈관은 여러 갈래로 가지를 치면서 거미줄처럼 손바닥으로 퍼져 나간다. 그래서 에너지 생산량이 과잉되거나 혹은 '교감신경이 과항진'된 상태에서 심장박동이 증가하고, 신경이 예민해지면 손과 발에서 이상 발열현상이 나타나게 되는 것이다.

수족 냉증과 레이노이드 증후군 치료에서 가장 중요한 것은 혈액순환 개선이다. 혈액순환을 증가시키고, 말초 혈관을 튼튼하게 하는 가장 좋은 방법은 운동이다. 두 번째로는 자율신경을 조절해야 한다. 교감신경이 과흥분되면 인체 혈관의 50퍼센트 정도가 닫힌다고 하니 혈관이 닫혀서는 몸을 따뜻하게 할 수 없다. 부교감신경을 강화하는 것도 중요하다. 소화기관이 튼튼해야 에너지 생산을 제대로 할 수 있을 뿐만 아니라 따뜻한 혈액의 생성도 원활해지기 때문이다.

따라서 몸을 따뜻하게 하는 생강차, 인삼차, 대추차, 유자차 등의 차를 자주 마시는 것도 좋다. 반신욕이나 온천욕을 통해 말초 혈관의 수축을 방지하고, 전신에 혈액이 골고루 돌게 하는 방법도 효과가 있다.

마지막으로 긍정적 마음가짐과 행복감, 사랑으로 가득 찬 환경도 빼놓을 수 없다. 마음이 편하고 기분이 좋으면 교감신경의 흥분도 억제되고, 부교감신경도 튼튼해진다. 동시에 혈관도 튼튼해지고 혈액순환도 살아난다.

## 다한증과 무한증

혈액순환을 이야기할 때 빠뜨릴 수 없는 것이 '땀'이다. '땀은 왜 나는 것일까? 땀의 임무는 딱 한 가지다. 바로 '체온조절'이다. 열을 식히기 위해 땀이 난다. 인체는 일종의 수냉식 기관인 셈이다. 여름철 기온이 올라가면 체온이 올라가는데, 이 올라간 체온을 식히기 위해 땀이 난다. 열심히 운동을 하면 심장박동이 증가하면서 몸에 열이 나는데, 이 열을 식히기 위해 역시 땀이 난다. 이렇듯 열이 나면 땀이 나야 한다. 그런데 이 기능이 고장 나면 병이 된다. 감기에 걸려 열이 펄펄 나는 데도 불구하고 땀이 나지 않는 경우가 있다. 이렇게 열만 나고 땀이 나지 않으면 인체는 과열로 인한 손상이 발생한다. 특히 뇌를 포함한 신경조직은 열에 취약하다.

자율신경에 이상이 발생해도 땀이 난다. 교감신경이 과항진되면 땀샘을 자극해 땀이 많아진다. 이때의 땀은 혈액의 흐름과 관련이 있다. 화가 나거나 심한 스트레스로 인해 얼굴이 붉으락푸르락 할 때 땀이 난다. '나는 머리에서만 땀이 나요' 하는 경우가 있다. 이것은 교감신경항진에 의해 두면부의 혈액순환 양이 늘어났음을 말한다. 혈액순환 양이 늘어나 열이 생기고, 이 열을 식히기 위해 땀이 나는 것이다. 다한증의 경우도 대개는 교감신경의 이상항진이 원인이다. 손발의 땀도 마찬가지다. 교감신경 항진에 의해 심장박동이 증가하고, 체포로 동맥이 가깝게 형성된 손바닥과 발바닥에서 열이 나고, 땀샘이 자극되면 땀이 증가한다. 이때 주의할 것은 땀이 나면서 손발이 오히려 차가워진다는 사실이다. 땀이 나면서 손발의 열을 식혀버린다. 그래서 오히려 손발이 차다고 말을 한다. 하지만, 그 원인은 혈액의 과잉 공급에 의한 발열이 숨어 있음을 잊어서는 안된다.

자율신경은 혈액순환 경로를 바꿀 수 있기 때문에 자율신경 이상이 관여하면 질병의 양상이 복잡해진다. 그래서 다한증의 치료 시 가장 우선해야 하는 것은 교감신경의 과흥분을 억제하는 것이다. 두 번째는 부교감신경의 강화와 혈액순환 개선을 통해 체온의 분산을 유도해야 한다.

이와 반대로 땀이 전혀 나지 않는 '무한증'에 빠진 사람도 있다. 땀샘은 근육처럼 훈련에 의해 단련된다. 한번 땀을 내기 시작한 땀샘에서 더욱 더 땀을 잘 분비한다. 그래서 평소 운동량이 적고 혈액순환이 잘되지 않아 체온이 낮은 사람은 아무리 노력해도 땀이 잘 나지 않는 경우가 많다. 게다가 땀은 나지 않고 피하에 열만 축적되어 피부의 따가움이 심각한 수준으로 나타나기도 한다.

무한증은 '콜린성 두드러기'라고 하는 질병으로 이어지기도 한다. 콜린성 두드러기가 발생하면 홍반성 발진과 더불어 가려움증과 따가운 증상이 심하게 나타난다. 그래서 일부러 운동이나 열나는 행동, 심지어 따뜻한 음식까지 피하게 된다. 하지만, 피하기만 해서는 축적된 피하의 열을 제거할 수 없다. 즉, 발열을 피하고, 혈관을 축소하고, 혈액순환을 차단하는 방법을 통해 잠시 동안 괴로움을 피할 수 있다. 하지만, 장기적으로 더욱 심한 증상을 야기할 뿐이다. 피하에 축적된 열을 제거하는 방법은 땀을 내는 것이 최선이다. 땀을 배출하려면 몸에서 열을 내야 한다. 그래서 평소 하던 수준 이상의 운동량이 필요하다. 땀샘을 열기 위해서는 한두 번의 강력한 발한을 유도할 필요가 있다. 한번 땀을 내기 시작한 땀샘만이 또 땀을 흘릴 수 있기 때문이다. 또한, 지나치게 위축된 교감신경을 활성화시켜야 한다. 뿐만 아니라 부교감신경의 강화도 필요한데, 알레르기를 개선하기 위해서는 복강 내 순환이 살아나야 하기 때문이다.

# 몸 냄새(체취)와 구취

사람의 체취는 유전적, 환경적 영향을 받는다. 한국 사람, 미국 사람, 인도 사람, 유럽 사람의 체취가 모두 다르다. 유전적으로 몸의 단백질 구조가 다르기도 하고, 먹는 음식에 의해 몸의 체취가 바뀌기도 하기 때문이다.

  사람의 냄새는 각자가 가지고 있는 단백질 구조에 의해 달라질 수 있다. 우리 몸을 이루고 있는 단백질 구조에 따라 체취가 변하고, 분비선의 성상도 변하기 때문이다. 그래서 자신의 체취를 변화시키기 위해서 가장 먼저 해야 할 일은 음식 조절이다. 육류나 단백질, 유제품의 섭취를 제한하고, 대신 장에 무리가 가지 않는 범위 내에서 과일과 채소, 발효 식품을 섭취하는 것이 좋다. 생강과 녹차는 아주 좋은 식품에 속한다. 생강은 요리를 할 때 좋지 않은 향취를 없애 주는 주재료로 쓰인다. 우리 몸에서도 같은 작용을 한다. 혈액순환을 돕고, 어혈을 제거하므로 나쁜 냄새를 제거하는 데 좋다. 녹차는 좋은 향을 우리 몸에 심어 준다. 다이어트는 몸 냄새에 악영향을 미친다. 사람이 배가 고프고, 저혈당 상태에 놓이면 지방이 분해되면서 진땀이 나고 고약한 냄새가 난다.

두 번째는 혈액을 맑게 유지하는 것이다. 스트레스를 받게 되면 혈액 내에 코티솔이라는 호르몬이 다량 분비된다. 코티솔이 다량 함유된 혈액은 활성산소의 발생이 증가하면서 향취가 고약해진다. 또한, 긴장 상태에서 포도당의 급격한 소모에 이어 지방이 분해되면 케톤체가 다량 혈액으로 분비되는데, 이때도 지독한 냄새를 풍긴다. 장내에 발생한 가스는 혈액에 의해 흡수되고, 수송되고, 분해되고, 배출되므로 혈액을 맑고 신선하게 유지하려면 무엇보다 장이 튼튼해야 한다.

혈액을 깨끗하게 하는 가장 좋은 방법 중 하나는 역시 운동이다. 한꺼번에 많은 운동을 하기보다 주기적인 유산소운동이 도움이 된다. 간문맥 순환을 살리는 것도 중요하다. 장내의 혈액은 모두 모여 간으로 빠져 나간다. 이 문맥순환에 장애가 생기면 복강 내의 혈액 흐름이 느려지거나 정체하게 된다. 복강 내의 혈액에 정체가 발생하면 항문 주위에 울혈이 생겨 직장염이나 치질의 원인이 되고, 분비물도 증가하게 된다.

참고로, 유선(젖의 분비선), 겨드랑이선, 항문주위선, 생식기선 들은 모두 아포크린선으로 이루어져 있다. 아포크린선은 분비물을 만드는 세포의 일부가 떨어져 나오면서 분비물에 섞이는 구조다. 반면 땀샘은 세포 조각이 떨어져 나오지 않는다. 단지 세포에서 만든 분비물(대부분이 수분)을 세포 밖으로 흘려보내기만 한다. 그래서 땀은 체취가 적은 반면 위에서 말한 분비선(아포크린선)은 세포의 파괴된 조각을 모두 가지고 있어 체취가 강하다.

세 번째는 치료 도구로서의 '마음'이다. 사람의 몸과 마음은 연결되어 있다. 몸의 질환이 마음을 병들게 하고, 마음의 병이 몸으로 나타난다. 과거 병의 원인이 무엇이었든 간에 현재 내 몸을 '치료하기 위한 수단'으로 '마음'을 사용할 수 있다. 사람의 뇌는 상상과 실제를 구분하지 못한다. 내가 마음으로 뭔가를 결정하고, 계획하고, 실행하면 내 몸은 그에 따라 움직이고, 조절될 수 있다.

아이를 키우는 엄마는 자기 아이의 똥을 치우면서 냄새난다고 아이를 싫어하지 않는다. 실제로 아이의 똥이 어른의 똥보다 향기로운 것도 아니다. 하지만, 이때 엄마의 마음속에는 사랑이라는 화학 분자가 하나 더 붙어 있기 때문에 그 냄새를 마다하지 않고 오히려 향기롭게 느낀다.

코는 굉장히 민감한 감각기관이다. 코의 후각신경은 뇌신경이다. 뇌에서 직접 분지한 신경이 코에 붙어 있고, 뇌와도 아주 가깝다. 그래서 몇 개의 냄새 분자만으로도 냄새를 맡을 수도 있고, 구별할 수도 있다. 또한, 냄새는 인간이 가장 빨리 적응하는 감각이다. 심한 냄새가 나는 화장실에 앉아 있던 기억을 떠올려 보자. 처음에는 정말 기절할 것만 같지만 신문이라도 볼라 치면 어느새 냄새가 약해져 그 냄새를 잊게 된다. 아무리 심한 냄새일지라도 냄새에 금방 적응하는 것이 인간의 후각이다. 즉, 마음이 다른 데로 가기만 하면 우리의 뇌는 더 이상 그 냄새를 처리하지 않는다.

이 마음을 바꾸기 위해, 냄새를 다른 것으로 교체하기 위해 사용되는 방법 중 하나가 '스위시 패턴'이란 것을 이용하기도 한다. 냄새가 날 때마다 그 냄새를 병에 모두 담아 하늘 높이 해를 향해 던져버리는 상상을 한다. 그리고 냄새가 사라진 나의 몸에 장미향을 입히는 상상을 한다. 이것을 반복적으로 시행하되 냄새를 병에 담아 해를 향해 던져버리는 작업을 점점 빨리 한다. 그리고 몸에 장미향을 바르고, 그 냄새에 취하는 상상을 천천히 한다. 매번 일곱 번씩 반복한다.

마지막으로 내 몸의 향기를 바꾸는 것은 사랑과 행복과 존중이다. 사랑하는 사람에게서는 악취가 나지 않는다. 사람은 존중받고 있을 때, 사랑받고 있을 때 향기가 난다. 냄새는 뇌의 정보처리 과정이다. 절대적 물리현상이 아니다. 나의 정보처리 프로그램이 무엇인가에 따라 달라진다. 한 가지 확실한 것은 사랑과 행복, 존중이라는 단어가 입력되면 악취가 향기로 바뀐다는 것이다.

체취는 사실 사람마다 다른 하나의 개성이다. 나의 얼굴 모양이 남과 다른 것처럼 나의 단백질 체계가 남과 다르고, 분비물의 화학적 조성이 남과 다르기 때문이다. 약을 통해 치료하는 것은 이 화학적 조성을 바꾸어 줄 수 있다. 하지만, 마음속에서 프로그램 되는 뇌 속의 내부 프로그램을 수정하는 것은 전적으로 나 자신의 손에 달려 있다. 나의 결정에 의해 프로그램은 수정되고, 나의 단백질 체계는 바뀔 수 있다. 사람의 몸을 구성하는 모든 세포는 그 구성 성분이 끊임없이 변한다는 사실을 잊지 않도록 하자.

마지막으로 다른 사람의 다양한 체취를 연구해 볼 것을 권한다.

다른 사람은 나와 다른 어떤 체취를 가지고 있을까? 복잡한 지하철을 타고 다양한 사람들의 체취를 직접 맡아봄으로써 나의 체취와 그들의 체취가 어떻게 다른지 알아보자. 그래서 현재 나의 체취에 어떤 문제가 있는지, 있다면 어떻게 해결할 것인지 혹은 다른 문제가 또 있는지도 비교해 보고 궁리해 보자.

# 부종은 만병의 시작

질병이 있는 곳에는 항상 부종과 염증이 따라다닌다. 크고 작은 손상에 의하여 세포가 파괴되면 손상된 조직에는 염증 반응이 일어나고 부종이 생긴다. 망치질을 잘못하여 손가락을 치면 손가락은 부어오르며 통증이 생긴다. 상처가 난 곳의 손상된 세포는 염증 반응과 함께 탈락하고, 새로운 세포가 분열을 시작한다. 염증이라고 하면 흔히 고름을 연상한다. 고름이 생기는 경우는 감염에 의해 백혈구가 대량 동원되면서 전투가 일어날 때다. 전투가 끝난 후 백혈구와 세균의 시체 그리고 세포 찌꺼기가 쌓이면 '고름'이 된다. '고름'의 형태로 염증 반응이 눈에 보이는 경우도 있지만, 경미한 손상인 경우 눈에 띄지 않게 염증 반응이 나타났다 사라지기도 한다.

세균 감염이나 바이러스 감염에 의해 세포 손상이 일어나면 먼저 세포막에서 손상이 일어난다. 이 세포막의 손상을 백혈구가 치료하는데, 이 과정에서 염증 반응이 나타난다. 이때 백혈구는 고장 난 세포를 파괴하고 새로운 세포가 자라날 공간을 마련해 준다. 손상된 세포(고장 난 세포)는 백혈구를 불러 모으기 위해 혈관의 투과성을 증가시키는 호르몬을 분비한다. 이 호르몬에 의해서 주변 혈액이 손상된 세포 주위로 모이게 되는데, 이 혈액을 타고 백혈구와 영양물질의 공급이 증가하게 된다. 손상된 세포 주변에 많은 양의 혈액이나 체액이 갇혀 있는 것이 바로 부종이다. 즉, 우리 몸이 자신을 수리하기 위해 응원군을 모아 둔 것이 바로 부종의 실체다. 다시 말해서 부종이 발생했다는 것은 그 부분의 기능에 문제가 있다는 것을 의미한다. 이상이 발생한 조직을 수리하기 위해 체액이 모여든 것이다.

일반적으로 인체 반응은 항상 과잉으로 나타난다. 어느 정도에서 그치면 될 것을 항상 조금 더 간다. 그래서 부종 현상이 과잉으로 나타나(체액이 너무 많이 모이고 흩어지지 않는 것)고, 면역반응도 과잉으로 나타나는 경우가 많다. 부종이 과잉되면 새로운 영양물질을 공급받기 어려워질 뿐만 아니라 새로운 백혈구의 공급도 어려워진다. 백혈구의 교체가 어려워지면 백혈구의 면역반응이 과항진된다. 이때 발생하는 것이 알레르기와 자가 면역 질환이다. 백혈구가 너무 많이 모이면 비교적 정상적인 세포를 파괴함과 동시에 가려움과 분비물, 염증이 증가한다. 당연히 노폐물도 증가한다. 이런 이유로 염증이 있는 곳에는 항상 부종이 있고, 치료의 우선순위를 부종 해소에 두는 것이다.

부종의 또 다른 원인으로 자율신경의 이상을 들 수 있다. 자율신경의 양대 축의 하나인 교감신경의 과항진은 혈관을 수축시키고 혈액순환을 방해하므로 전신 부종을 유발한다. 교감신경의 과항진은 주로 스트레스나 긴장에 의해서 발생하는데, 이는 두통, 불면증, 만성피로, 근육통, 이명, 안구건조, 입마름, 심장의 두근거림, 고혈압, 당뇨 등의 원인이 되기도 한다.

또한, 심장의 힘이 약하거나 운동을 게을리해도 부종이 발생한다. 다시 말하면 혈액순환의 힘이 약해지면 세포조직의 체액 양이 증가한다. 혈액은 심장의 펌프질에 의해서 동맥을 타고 세포조직에 이르게 된다. 세포조직에서 임무를 완수한 혈액은 정맥을 타고 다시 심장으로 돌아가 새로운 순환을 시작한다. 하지만, 순환의 힘이 약해지면 심장에서 나온 혈액이 세포조직에 머물러 돌아가지 못하게 된다. 그러면 이것이 부종이 된다. 혈액순환의 힘은 우리 몸의 에너지 수준을 말해 주는 기준과 같다. 에너지가 풍부한 사람은 혈액순환의 힘도 강하다. 하지만, 에너지가 약한 사람은 혈액순환의 힘도 약하다. 예를 들면 갑상선기능저하증에 빠진 사람은 몸에 기운이 없고, 추위를 많이 타고, 몸이 잘 붓는다. 갑상선호르몬은 우리 몸의 에너지 생산량을 좌우하는 기능을 가지고 있기 때문이다. 또한, 만성피로가 있는 사람, 간 기능이 나쁘거나 음주를 많이 하는 사람, 흡연 때문에 폐 기능이 약한 사람, 신장 기능에 문제가 있는 사람들에게 부종이 잘 오게 된다.

마지막으로 소화기능에 문제가 있는 사람에게도 부종이 잘 온다. 우리가 먹은 음식을 소화시키기 위해 많은 양의 에너지가 필요한데, 소화 기능에 장애가 있는 사람은 이 에너지를 충분히 확보하지 못하기 때문에 부종이 발생하게 된다.

일단 부종이 발생하면 전신의 영양 공급에 문제가 발생하고, 세포 기능은 저하되어 활력을 잃게 되는 악순환이 반복된다. 그래서 부종 치료에 있어서 가장 먼저 해야 하는 것이 혈액순환의 힘을 살리는 것이다. 그러기 위해 충분한 에너지를 공급해 주어야 한다. 또한, 부종을 해소해 주기 위해 체내의 막힌 수분 통로의 물꼬를 터주어야 한다. 그 방법은 다음과 같다.

첫째, 땀을 흘리는 것이 좋다. 땀을 흘림으로써 체액의 흐름을 발생시킨다. 몸을 따뜻하게 해 주는 음식을 섭취하고, 운동을 하고, 반신욕이나 사우나를 통해 땀을 흘려야 한다.

둘째, 소변이 잘 나갈 수 있도록 해야 한다. 짠 음식은 몸속에 수분이 머물도록 한다. 대신 칼륨의 함량이 높은 과일과 야채는 몸속에 있는 물이 배출되도록 돕는다.

셋째, 대변이 잘 나가도록 해야 한다. 식이섬유의 섭취량을 늘려 대변이 오래 머물지 않도록 하는 것이 좋다.

넷째, 쓸개즙(담즙) 분비를 촉진하고, 간 기능을 개선해야 한다. 음주는 간 기능을 약화시켜 복강 내 혈액 흐름을 방해하고, 담즙 분비를 저해한다.

다섯째, 심장과 폐를 튼튼히 해야 한다. 꾸준한 운동으로 심장과 폐를 튼튼히 하고, 근육의 힘을 길러야만 혈액순환의 동력을 얻을 수 있다.

결론적으로 부종의 해소는 모든 질병 치료의 첫 번째 관문이

된다. 몸속 순환의 물꼬를 터주는 것은 단순히 부종을 제거하는 데 그치는 것이 아니다. 그것은 건강한 생활을 영위하기 위한 영양 공급과 노폐물 제거 및 면역 작용이 정상적으로 작동하도록 도와준다는 더 큰 의미를 지닌다.

# 염증성 체질

우리 몸은 끊임없이 분열한다. 분열을 통해 새로운 세포를 만들어 내고, 사용 기간이 만료된 세포는 사라진다. 죽음과 삶이 끊임없이 반복되고 있는 것이다.

엄마 뱃속에서 태아가 자라고 있을 때의 예를 들어 보자. 처음 손이란 것이 만들어질 때는 꼭 개구리의 발처럼 생겼다. 손가락은 짧고 손가락 사이에는 물갈퀴 같은 것이 붙어 있다. 하지만, 개월 수가 증가함에 따라 손가락 사이의 물갈퀴는 사라지고 손가락은 길어진다. 이때 사라진 물갈퀴 세포는 어떻게 된 것일까? DNA의 프로그램에 따라 한마디로 '자살'을 한 것이다. 전문용어로는 '세포 자멸사'라고 한다. 멀쩡히 있던 정상 세포가 인체의 성장 프로그램에 따라 자동으로 죽어버리는 것이다. 이러한 세포 자멸사는 성인이 된 이후에도 계속된다.

인체의 모든 세포는 그 생명이 무한하지 않다. 나름대로 모두 수명을 가진다. 하루도 안 되는 수명을 가진 면역 세포가 있는가 하면 3일을 사는 위장 세포, 7일을 사는 대장 세포, 2주일을 사는 피부, 120일을 사는 적혈구에서 수년을 사는 골세포까지 다양하게 그 수명을 지닌다. 이렇게 먼저 나온 세포가 임무를 다하고 새로운 세포에 자리를 내어 주는 삶과 죽음의 주기가 반복됨으로써 인간의 생명이 완성되는 것이다. 보통 세포가 파괴될 때 염증이 발생한다. 감염이나 손상에 의해 세포막이 파괴되면서 염증 반응이 일어난다. 세포가 파괴되는 것은 염증 반응과 같지만 '세포 자멸사'가 일어날 때는 염증이 일어나지 않는다. 예정된 죽음에서는 염증이 생기지 않는 것이다. 죽은 세포는 모두 백혈구에 의해 분해되고 재흡수되어 다시 새로운 세포 발생의 원료가 된다.

한편 염증은 세포막의 손상에서부터 유래한다. 바이러스나 세균 감염에 의하거나 외부 힘에 의한 손상이거나 온도, 습도, 압력에 의한 손상이거나 자율신경 이상에 의한 혈액순환 장애거나 신경 손상에 의하거나 모두 세포막에 손상이 발생한다. 이때 세포의 고장을 수리하기 위해 동원된 백혈구의 작용에 의해 세포는 파괴되고, 염증이 발생한다.

우리 몸의 백혈구는 크게 과립구와 림프구 두 가지로 구분된다. 과립구는 주로 비특이적 반응을 보인다. 비특이적이란 특정한 목표물이 없다는 말이다. 내 몸의 구성 성분이 아닌 것은 모두 공격하고 파괴한다. 림프구는 주로 특이적 반응을 한다. 특이적이란 한 가지 뚜렷한 공격 목표가 있다는 말이다(「면역의 두 얼굴」 참조). 이 과립구와 림프구는 항상 일정 비율로 체내에 존재한다. 과립구가 약 60퍼센트 정도, 림프구가 40퍼센트 정도 유지하고 있다.

세균이나 바이러스가 침입하거나 몸에 손상이 생기면 일차적으로 과립구가 증가하고 림프구는 그 후에 증가한다. 이렇게 과립구가 증가하는 이유는 몸을 파괴할 수 있는 외부 물질을 무차별적으로 없애버리기 위해서다. 림프구는 침입자에 대한 개별적인 데이터가 나온 후에야 출동한다.

그런데 이러한 외부 침입자 없이도 과립구가 증가할 수 있다. 바로 교감신경의 과항진에 의해서다. 스트레스나 긴장이 교감신경을 항진시키면 혈액순환 경로를 바꾸는 것과 함께 백혈구의 비율에도 영향을 미친다. 교감신경이 과항진되면 과립구의 수가 증가한다. 과립구의 수가 증가하면 외부 침입자에 대한 방어력도 증가하지만, 내부 감시에 대한 수준도 증가한다. 또한, 약간의 손상이 있는 정상 세포의 파괴도 증가한다. 그래서 여기저기 염증이 나타나기 시작한다. 조금만 피곤하면 알레르기가 생긴다든지, 뾰루지가 자주 발생한다. 일본의 면역학자 아보도오루의 이론에 의하면 '위염이나 위궤양의 원인도 이 과립구의 증가에 있다'고 한다. 자가 면역 질환에 속하는 아토피나 구강 궤양, 루푸스, 염증성 장질환 들도 모두 이 과립구의 과잉 면역반응에서 나타난다고 보아도 무방할 것이다.

이렇게 자율신경의 이상은 백혈구 비율에도 영향을 미칠 뿐만 아니라 염증 반응을 촉진하는 원인으로도 작용한다. 유난히 여러 가지 과민 반응이나 염증이 잦은 사람은 자율신경의 이상과 과립구의 과잉을 의심해 볼 만하다.

  염증이 만성적인 상황에 빠지게 되면 국소 부종뿐만 아니라 전신적인 혈액순환 장애까지 유발한다. 장기적인 염증이 몸을 긴장 상태로 몰고 가고, 교감신경이 우위에 있으면 혈관을 수축시켜 혈액순환을 방해하고 온몸의 부종을 유발하기도 한다. 몸속에서 염증 반응이 증가하면 혈액순환이 나빠진다. 혈액 내에 염증으로 인한 항원 항체 반응물질과 노폐물이 쌓이면 혈액이 탁해지기 때문이다. 혈액이 탁해지면 안색이 나빠지고, 피부가 거칠어진다. 또한, 아침에 일어나면 뱉어도 잘 나오지 않는 가래가 증가하고, 구역질이 나오는 것은 우리 몸속 어딘가에 염증 반응이 늘고 있다는 증거가 된다. 염증성 찌꺼기는 콩팥에도 악 영향을 끼친다. 콩팥의 사구체망을 손상시켜 신우신염이나 신부전증의 원인이 되기도 하니 말이다. 염증이 잘 생기지 않는 건강한 체질을 가꾸어야 할 필요가 또 한 가지 생겼다.

# 생리통과 유방 질환

여성은 남성보다 위대하다. 여성과 남성의 차이는 성염색체에서부터 시작된다. 여성은 XX 성염색체를 가지고, 남성은 XY 성염색체를 가진다. 사람은 23개의 염색체를 한 쌍씩 가지고 있다. 그래서 하나의 염색체에 유전적 결함이 생기면 나머지 염색체를 통해 보완 작업을 한다. 그런데 성염색체는 조금 다르다. 여성의 경우 같은 X염색체 두 개를 가지고 있으므로 상호 보완이 가능하다. 하지만, 남성의 경우 하나의 X염색체와 하나의 Y염색체를 가지므로 상호 보완이 불가능하다. 그래서 남성만이 가지는 유전질환이 생겨난다. 혈우병과 근이영양증 그리고 적록색맹이 가장 대표적인 X염색체의 이상에 의한 질환이다. 남성의 경우 X염색체가 하나뿐이기 때문에 엄마에게서 받은 X염색체에 이상이 있을 경우 그것을 보완할 방법이 없기 때문이다.

X염색체와 Y염색체는 유전자의 수에서도 차이가 난다. X염색체는 그 크기가 다른 22쌍의 염색체 중에서도 가장 큰 축에 속한다. 그리고 그 내부에 약 6,000개의 유전자를 가지고 있다. 인간의 유전자 전체 수가 약 3만에서 5만 개 정도라고 하니 X염색체의 유전자 수는 상당히 많은 편이다. 이에 비해 Y염색체는 그 크기가 아주 작다. X염색체에 비해 약 6분의 1 정도 크기밖에 되지 않는다. 그리고 Y염색체가 가지고 있는 유전자 수도 얼마 되지 않아 약 30개 정도를 헤아린다.

X염색체 속에는 사람의 생존에 꼭 필요한 많은 유전자가 들어 있다. 특히 지능에 관련된 유전자도 많다. 그래서 아이들의 지능이 엄마 쪽을 많이 닮는 것인지도 모른다.

아들의 경우 엄마에게서만 X염색체를 받기 때문에, 특히 엄마를 많이 닮게 된다. 그래서 아들은 '엄마 아들'인 것이다. 반대로 딸의 경우 엄마와 아빠에게서 하나씩 두 개의 X염색체를 받아 혼합되므로 비교적 골고루 닮게 된다.

Y염색체에는 아주 중요한 한 가지 역할이 있다. 바로 성별을 결정하는 것이다. Y염색체 속에 들어 있는 sry 유전자의 작용에 의해 태아의 고환(정소)이 만들어지고, 남자아이로 태어난다. 반대로 Y염색체가 없는 여성의 경우 sry 유전자가 없으므로 자동으로 난소가 만들어지고, 여자아이로 태어난다.

그래서 헬렌피셔는 여성을 '제 1의 성'으로 규정했다. Y염색체의 작용이 없다면 인간은 모두 여성으로 태어나기 때문이다. 태아의 성세포는 처음에는 여성이 되도록 프로그램 되어 있다.

단지 Y염색체 속의 sry 유전자의 출현이 있을 때만 고환이 만들어진다. 예를 들면 Y염색체를 가지고 있더라도 sry 유전자에 이상이 생기면 XY염색체를 가진 여성이 태어난다. Y염색체는 아마도 사라져 가고 있는 염색체인지도 모른다. Y염색체는 사람의 성별을 결정하고 X염색체는 사람의 생명을 결정한다. 이와 같이 탄생한 여성은 자궁과 유방이라는 남성에게는 없는 구조를 가진다. 여성의 위대함은 어머니의 위대함과 같다. 모든 사람을 낳아 기르기 때문이다.

살펴본 바와 같이 위대한 여성에게도 남모를 고통이 있다. 아이를 낳아 기르기 위해 평생을 준비하는 자궁을 가지고 있기 때문이다. 자궁은 아이를 기르기 위해 매달 준비를 한다. 난자와 정자가 만나 수정란을 만들면 이를 기르기 위해 준비한다. 매달 자궁벽을 임신에 적합하도록 기른다. 혈관을 기르고 자궁벽에 영양분을 비축한다. 하지만, 임신에 실패하면 한 달 동안 길렀던 혈관을 모두 털어내고 다시 시작한다. 이렇게 반복되는 주기에 의해 여성만의 독특한 질병이 발생한다. 그것이 생리통이고, 자궁근종이고, 유방질환이다.

자궁의 벽이 떨어져 나갈 때 자궁은 수축을 한다. 자궁은 평활근으로 이루어진 근육주머니다. 이 근육이 수축을 한다. 그런데 근육이 경직되어 있거나 혈액순환이 원활하지 못하면 통증이 생긴다. 혈관과 점막 조직의 탈락이 원활하지 못한 까닭이다. 자궁은 매달 자란다. 그래서 영양 공급이 중요하다. 자궁은 매달 파괴된다. 그래서 노폐물 처리가 중요하다. 이 주기가 순조롭게 이루이지지 못하면 자궁은 병을 앓게 된다.

자궁벽은 분비조직이다. 자궁은 내막을 통해 숨을 쉬고, 물과 염분과 다른 화합물을 흡수한다. 또 많은 양의 점액을 분비하는데, 그 속에는 백혈구도 포함되어 있고, 유산균도 서식한다. 자궁은 또한 내분비기관이다. 자궁내막은 프로스타글란딘을 분비하여 혈관 상태를 개선하고 베타엔도르핀과 디놀핀을 합성한다. 이들은 자연적인 통증 제어 물질이다. 자궁은 신경조직처럼 많은 진통 물질을 만들어 낸다. 그래서 사랑받는 자궁은 건강한 몸을 만들어 준다.

수많은 분비조직으로 이루어진 자궁은 스트레스의 영향을 아주 많이 받는다. 교감신경계가 과항진되면 분비선은 말라버린다. 또 평활근은 경직되고, 운동은 둔해진다. 그러면 혈액순환이 나빠진다. 혈액순환이 나빠지고 경직된 자궁은 병이 든다. 예전에는 생리통, 자궁암, 유방암에 대한 걱정이 별로 없었다. 평균수명이 짧았던 이유도 있지만, 지금보다 초경이 훨씬 늦었고, 또 많은 자손을 낳아 기르다보니 생리를 하는 기간도 짧았기 때문이다.

자궁과 유방의 질환은 대개 에스트로겐과 밀접한 관련이 있다. 에스트로겐은 세포 성장을 촉진한다. 매달 자궁벽이 자라고 떨어져 나가기를 반복할 때 유방 세포도 함께 성장과 수축을 반복한다. 그래서 자궁과 유방 질병이 함께 생겨나는 것이다.

여성에게 혈액순환은 그 무엇보다 중요하다. 혈액순환이 잘되면 질병이 생길 수 없다. 비만도 피해야 한다. 지방조직은 더 많은 에스트로겐을 분비하기 때문이다. 피임약의 장복도 피해야 한다.

호르몬 요법은 신중히 생각해야 한다. 호르몬 요법은 암의 증가라는 부작용으로 득보다 실이 더 크기 때문이다. 여성은 스트레스에 더 민감하다. 스트레스는 여성의 모든 분비조직과 평활근(소화기관과 생식기관의 근육)을 병들게 한다.

무엇보다 자궁과 유방은 사랑받기를 원한다. 사랑받는 자궁과 유방은 스트레스를 이겨 낼 수 있기 때문이다.

# 갱년기장애

갱년기장애를 겪는 여성의 가장 큰 고민은 안면 홍조다. 갱년기장애로 열이 오르면 잠을 잘 못 자기도 한다. 여성호르몬인 에스트로겐의 부족이 갱년기장애의 가장 큰 원인이지만, 갱년기장애가 꼭 에스트로겐 하나만의 문제는 아니다. 에스트로겐과 프로게스테론의 적절한 조화가 더욱 중요하다는 것이 최근의 이론이다.

단순히 갱년기장애를 치료하기 위해 에스트로겐 호르몬 요법을 사용하면 큰 부작용이 따른다. 에스트로겐 호르몬 요법은 유방암과 자궁암 등을 증가시킨다는 보고가 있다. 에스트로겐과 프로게스테론은 모두 스테로이드 호르몬이다. 이 두 스테로이드 호르몬의 주원료는 콜레스테롤이다. 뇌하수체 전엽에서 성선자극호르몬이 분비되면 간에서 콜레스테롤이 다량 분비되는데, 이 콜레스테롤을 원료로 난소에서 에스트로겐과 프로게스테론을 합성한다.

그래서 갱년기장애가 나타난다는 것은 뇌하수체-간-난소의 호르몬 축에 이상이 발생했음을 이야기한다. 즉, 호르몬을 싣고 운반하는 혈액순환에 이상이 있음을 말하고, 호르몬의 양을 조절하는 간 기능에 이상이 있음을 말한다. 최근 고지혈증이라는 질환이 증가하고 있다. 수많은 사람이 혈중 콜레스테롤과 중성지방을 없애기 위해 약을 먹는다. 콜레스테롤 고유의 여러 가지 작용을 생각해 보면 너무 콜레스테롤 수치를 내리는 것이 오히려 건강을 해치는 것이 아닐까 하는 생각도 해 본다.

『종양생물학』의 내용 일부를 살펴보면 호르몬 대체요법은 폐경기 여성들의 에스트로겐 생성 저하로 인해 수반되는 순환기 질환이나 골다공증 등 여러 가지 건강 문제를 예방하기 위한 방법이었다고 한다. 1950년대와 1960년대까지 의사들은 에스트로겐 제제를 폐경기 여성에게 널리 처방하였는데, 이후 1970년대 중반에 이르자 에스트로겐 투여가 자궁내막암의 발병을 높일 수 있다는 연구 결과가 보고되면서 그 사용이 감소되었다. 이후의 연구에서는 에스트로겐을 남성호르몬 작용을 하는 프로제스틴과 함께 사용하면 자궁내막암의 위험도가 낮아진다는 사실이 보고되었다. 그래서 에스트로겐-프로제스틴 병용 투여가 일반적인 호르몬 대체 요법으로 사용되기 시작했다.

비록 이러한 새로운 형태의 호르몬 대체요법이 처음에는 안전한 것으로 간주되었으나, 여성건강연구단에서 주도한 16,000명의 폐경기 여성을 대상으로 한 임상연구가 2002년 조기 종료되면서 안정성에 대한 논란이 발생했다. 이는 에스트로겐-프로제스틴 치료로 인한 유해싱이 유용성보다 크다고 판단되었기 때문이다. 이 연구에서 보고된 주요 부작용으로 유방암 발병률이 증가했으며, 중풍, 심장마비, 동맥경화 등의 문제도 발생하였다.

2003년에는 유방암 병력을 가진 폐경기 스웨덴 여성을 대상으로 한 호르몬 대체요법 임상 시험이 실시되었으나, 높은 유방암 재발 부작용이 보고되면서 그 연구도 중단되었다.

사람의 몸은 자동 조절 장치가 아주 잘 발달되어 있다. 의사가 환자의 질병을 치료하기 위해 많은 약물을 사용하고 있지만, 사실 정확한 기전을 가지고 딱 맞는 치료를 해내는 경우는 드물다. 오히려 시간을 충분히 가지고 기다려 주기만 하면 우리 몸은 저절로 자신의 생명력을 정상으로 돌려놓는다. 자율신경 조절법의 치료는 이 자연 치유력을 극대화하는 데 초점을 맞춘다. 간에서의 콜레스테롤 대사를 원활히 하기 위해 이담작용을 촉진한다든지 부교감신경을 활성화함으로써 난소와 자궁의 기능을 정상화한다든지 혈액순환을 촉진해 면역기능을 높인다든지 하는 인체의 정상적인 기능을 보완하는 치료법을 시행한 후 몸이 제자리로 돌아갈 때까지 기다리는 것이다.

갱년기장애의 여러 증상이 자율신경 실조 상태의 교감신경 과흥분과 유사한 증상을 보이는 경우가 많다. 불안하거나 초조하면서 불면증이 온다든지, 안면 홍조와 소화불량, 만성피로가 오는 것이 거의 유사하다. 그래서 갱년기 치료에 자율신경 조절이 특히 더 중요한 것이다.

# 출산과 불임

아이를 키우기가 참 힘들다. 예전 우리의 할머니 할아버지 들이 4남매 5남매를 어떻게 키우셨는지 존경스러울 따름이다. 얼마 전 신문기사에서 한국여성의 출산율이 1.1명으로 낮은 쪽에서 세계 1위라는 기사를 보았다. 한 여성이 평생 동안 1.1명의 아이를 낳는다는 말이다. 2명 내지 3명의 아이를 낳는 사람도 있으므로 실제로 한 명도 낳지 않는 여성의 수가 상당함을 말해 준다. 심지어 결혼을 하고도 의도적으로 아이를 낳지 않는 딩크(DINK)족까지 등장했다. 요즘은 육아나 교육에 드는 비용이 매우 많이 증가하면서 경제적 원인으로 출산을 거부하는 경향도 생기고 있다.

이렇게 한편에서는 아이 낳는 일이 인기가 없어졌음에도 불구하고 또 다른 한편에서는 아이를 간절히 원하는 사람이 여전히 많다. 또한 그와 더불어 아이를 너무나 원함에도 임신을 할 수 없는 불임 부부도 늘어만 가고 있다. 출산율 저하에 불임도 한몫하고 있는 것으로 보일 정도로 불임 부부가 증가하고 있다. 인공수정이나 시험관아기를 통한 출산이 증가하고 있으나 비용이 많이 들고 그 성공률도 20~30퍼센트에 머물고 있어 불임 부부의 고통은 여전히 현재 진행형이다.

사실 불임은 남성과 여성 모두에게 책임이 있다. 최근 통계에 따르면 남성의 정자수가 날로 줄어들고 있다고 한다. 각종 환경호르몬이나 경쟁 사회에서 살아남고자 열심히 일하는 남성들의 건강 상태가 나빠짐으로써 남성 불임의 비율이 증가하고 있는 것이다. 여성의 경우도 마찬가지다. 스트레스가 증가하고 일을 하는 여성이 증가함으로써 임신을 위한 편안한 몸 상태 유지가 어려워지고 있다. 게다가 무리한 다이어트나 커피와 흡연을 즐기는 여성이 늘어나는 등 사회적 상황이 임신에 불리하게 작용하고 있다. 스트레스의 증가, 커피와 같은 카페인 음료의 성행, 무리한 다이어트 등에 의해 지방 대사에 문제가 발생하면 몸은 전투 상태로 들어간다. 즉, 교감신경 우위의 몸 상태가 되는 것이다. 자궁은 평활근으로 이루어져 있고, 자궁 표면은 점막 구조로서 한 달에 한 번씩 자라고 탈락함을 반복한다. 교감신경이 우위에 있게 되면 자궁의 평활근은 부드러움을 잃고 경직되게 마련이고, 자궁점막의 분비 기능도 약해져 수정란의 착상을 어렵게 한다. 또한, 과립구의 증가로 인하여 염증 반응이 증가하거나 외부 물질에 대한 감시 기능이 과민 반응으로 바뀌어 정자의 활동과 착상을 방해하게 된다.

자율신경 조절법은 자궁근의 과긴장을 풀고, 전신의 교감 항진 상태를 이완시키는 방법으로 불임 치료에 상당한 효과를 발휘한다. 이는 특별한 질병이나 기능상의 문제 없이 불임이 수년간 지속되는 사람들의 경우 자율신경 불균형이 원인인 경우가 꽤 많기 때문이다. 물론 다낭성 난포나 자궁내막증과 같이 기질적 이상이 있는 경우 원인 질환의 치료와 병행을 해야 하므로 치료가 상당 기간 지속되기도 하고, 또 실패하기도 한다.

마지막으로, 필자가 불임 부부에게 늘 당부하는 두 가지가 있다. 여행을 자주 다닐 것과 운동을 열심히 하라는 것이다. 신혼부부가 산 좋고 물 좋은 휴양지로 신혼여행을 가는 이유는 온몸의 긴장을 풀고 서로를 받아들이도록 하기 위함이다. 결혼 후에도 서로의 사랑을 확인하는 주말여행은 부부간의 금실뿐만 아니라 불임을 치료하는 좋은 약이 될 수 있다. 운동은 성장호르몬의 분비뿐만 아니라 성호르몬의 분비를 촉진하여 임신을 촉진시키고, 임신에 대비한 신체를 만들어 주기 위함이다. 또한, 적당한 운동은 온몸의 혈액을 강제 순환시켜 꼭꼭 숨어 있던 노폐물을 제거해 주는 대청소의 역할도 해 준다. 건강한 몸에서 건강한 2세가 나오는 법이다.

# 전립선염, 전립선비대증, 성 기능장애

사람은 나이가 들수록 몸의 수분 대사가 나빠진다. 우리 몸의 70 퍼센트는 물이다. 하지만, 나이가 들면서 몸에서 수분이 빠져 나가는 반면 지방이나 섬유질 같은 결합조직은 늘어난다. 이것이 노화 과정이다.

   나이가 들면 근력도 떨어지고 집중력도 떨어진다. 근력의 저하는 근육이 위축되기 때문이고, 집중력의 저하는 신경의 전도와 조절력이 약해지기 때문이다. 결합조직이 늘면서 뱃살도 쳐지고, 몸매도 망가진다. 눈도 침침해지고, 성 기능도 떨어진다. 특히 소변의 이상이 눈에 띄게 커진다. 이를테면 소변 줄기가 약해지고, 소변을 보는 횟수가 증가한다. 물을 조금만 많이 먹거나 긴장을 하기라도 하면 여지없이 요의가 느껴진다. 소변을 보고 나서도 불편하다. 잔뇨감이 있어서 찜찜하거나 약간의 소변을 지리고 나면 영

기분이 개운치 않다. 이때 남성이라면 혹시 '전립선'에 문제가 생긴 것은 아닐까 하는 생각이 든다.

나이가 들면 자연히 근력이 떨어지므로 소변 줄기가 약해진다. 또 전립선에도 누구에게나 문제가 조금씩 발생하므로 소변의 힘이 약해지고 한참을 기다려야 비로소 소변이 나오게 된다. 감기약을 복용한 후 혹은 과음 등으로 과로한 다음날 갑자기 소변이 잘 나오지 않는 경우가 있는데, 이를 '급성 요폐'라고 부른다.

방광과 전립선에 기능 이상이 발생하면 소변 배출에 장애를 유발한다. 방광이 노화로 인해 혹은 질병으로 인해 늘어지거나 막히게 되면 신장 기능까지 영향을 미칠 수 있으므로 평소 세심한 관리가 필요하다. 신장 기능의 이상은 단순한 불편함이나 통증 차원을 넘어 요독증이나 폐혈증의 원인이 되기도 하기 때문이다.

빈뇨(잦은 요의)는 실생활에도 악영향을 끼친다. 수시로 소변이 마려워 화장실을 찾아야 하므로 장시간 차를 타야 하는 여행이나 모임에 가기가 두려워진다. 그래서 일체 바깥생활을 포기하고 집에서만 지내는 환자도 많다.

매시간마다 요의가 느껴지고, 금방이라도 나올 것 같은 급박뇨 증상이 나타나고, 소변이 조금씩 힘없이 떨어지면 전립선비대증을 의심해 보는 것이 좋다. 전립선염이나 전립선비대증이 심해지면 회음부의 불쾌감과 통증으로 앉거나 걷기조차 힘들어지는 지경에 이르기도 한다.

전립선은 방광의 아래쪽에 위치하며, 요도를 감싸고 있는 기관으로 수많은 분비선으로 이루어져 있다. 전립선은 정액의 일부인 쿠퍼액을 생산하여 정자에 영양을 공급하고, 정자의 활동성을 돕고, 감염에 대한 방어 역할도 한다. 이러한 전립선은 남성만이 가진 독특한 기관으로, 나이가 들면서 여성이 자궁경부암, 자궁근종 등이 호발하는 것처럼 남성도 전립선에 염증이나 비대증, 암 등이 더 많이 발생한다.

최근의 통계를 보면 우리나라 60대 이상 남성의 경우 약 50퍼센트 정도가 전립선비대증을 가지고 있다고 한다. 이처럼 전립선비대증은 중년 남성에게 매우 흔한 질병이다. 빈뇨가 발생하면 소변 줄기의 힘은 약해지는 반면, 소변을 보는 횟수는 급격히 증가한다. 야간뇨의 증상도 나타나는데, 보통 한 번 정도 깨서 화장실을 가는 것은 정상에 속하지만, 3회 이상 소변 때문에 잠을 깬다면 전립선의 이상에 의한 야간뇨로 간주하게 된다.

전립선의 이상을 발견하면 반드시 전문가의 진단을 받는 것이 좋다. 여러 가지 검사로 전립선과 방광의 상태를 확인 후 적절한 치료법을 찾아야 한다. 경미한 전립선염이나 비대증의 경우 과음과 과로를 피하고 음식 습관을 조절하는 정도의 생활 습관 수정만으로도 충분하다. 하지만, 증상이 본인의 노력만으로도 변화가 없을 때에는 적절한 약물치료나 병원 처치를 구하는 것이 좋다.

전립선은 부교감신경계의 지배를 받는다. 부교감신경은 자율신경의 양대 축의 하나로 주로 소화기관과 생식기관을 지배한다. 부교감신경계는 대표적으로 분비선의 기능을 가지고 있다. 전립선도 전체가 분비선으로 구성되어 있어 부교감신경계의 영향을 받게 된다.

부교감신경계가 약해지면 주로 소화기와 생식기가 약해진다. 위염이나 소화 장애, 장염, 과민성대장증후군 등의 소화기 질환과 함께 방광염, 전립선염, 전립선비대증, 빈뇨, 회음부 통증, 생리통, 자궁 질환 등의 생식기 질환도 증가한다.

그래서 전립선염과 전립선비대증의 치료에 자율신경 조절법을 이용하면 난치성 전립선 질환의 치료에 큰 효과가 있다. 세균성으로 오는 전립선염의 경우 우선적으로 항생제를 투여하는 것이 좋다. 하지만, 비세균성으로 오는 전립선 질환의 대부분은 자율신경 조절이 더 효과적이다.

전립선 질환의 치료를 위해서는 부교감신경의 강화뿐만 아니라 교감신경의 억제도 중요하다. 스트레스나 긴장의 연속적인 생활을 하다보면 교감신경이 지나치게 흥분되는 경우가 많다. 교감신경이 흥분을 하게 되면 두통, 불면증, 심장의 두근거림, 만성피로 등이 발병함과 동시에 분비선을 말려 버린다.

그래서 눈물샘이 말라 안구건조증이 오고, 침샘이 말라 구내염이 자주 발병하게 된다. 전립선의 분비 기능 또한 망가져 염증이 잘 생기게 된다.

또한, 전립선염과 전립선비대증을 치료하기 위해서 혈액순환을 개선시키는 것도 아주 중요하다. 항문과 함께 몸통의 가장 아래쪽에 위치한 전립선은 혈액순환이 정체되기 쉬운 곳이다. 그래서 신선한 영양 공급도 어렵고, 노폐물 제거도 쉽지 않다. 이런 이유로 혈액순환 장애 개선이 무엇보다 중요하다.

일반적으로 전립선의 문제는 성 기능장애로 이어지는 경우가 많다. 발기가 부교감신경의 지배를 받기 때문이다. 부교감신경이 약화되면 복강 내의 혈액순환이 나빠져 발기력에 이상이 발생한다. 반면 사정은 교감신경의 지배를 받는다. 성적인 흥분이 최고조에 달하면 교감신경의 스위치가 켜지고 사정이 이루어진다. 하지만, 부교감신경이 약화된 전립선 환자의 경우 몸은 늘 긴장 상태에 있기 마련(<sup>교감신경이 우위에 있는 상태</sup>)이다. 때문에 시작과 동시에 몸은 흥분되고, 발사 단추를 누르고 만다. 이런 의미에서 볼 때 전립선 치료는 성 기능장애를 개선하는 치료와 동일 선상에 있다 하겠다.

전립선염과 전립선비대증을 치료하기 위해서는 식이요법도 중요하다. 특히 금지해야 할 음식이 세 가지 있는데, 첫째가 술이고, 둘째가 담배이고, 셋째가 커피다. 술은 모든 분비선의 염증을 증가시키고, 부종을 유발한다. 담배는 혈관을 수축시켜 혈액순환을 방해한다. 커피는 교감신경을 과흥분시켜 빈뇨와 잔뇨를 유발한다. 그 외 음식물은 골고루 먹는 것이 좋다.

전립선염과 전립선비대증을 치료하기 위해서는 운동도 필요하다. 중증 전립선 환자 중에는 회음부의 불쾌감 때문에 운동을 멀리하는 경우가 있다. 하지만, 운동이 바탕이 되지 않고서는 혈액순환을 살릴 수 없고, 세포의 재생을 기대할 수 없다. 운동을 통한 전립선 주변 근육의 강화가 바탕이 되지 않으면 아무리 좋은 약이나 치료술이 있다고 하더라도 그 효과가 지속되지 않는다.

운동은 특히 하체 단련이 중요하다. 달리기나 등산, 계단 오르

내리기 등을 통해 하체를 단련해야만 전립선을 튼튼하게 만들 수 있다. 최근 유행하는 스쾃(squat) 운동도 전립선을 단련하는 데 아주 좋다.

# 하지불안 증후군

사람의 사지는 참 유용하다. 손이 없었으면 지금의 인간 문명도 없었을 것이고, 다리가 없었다면 세상 구경은 꿈도 못 꾸었을 것이다. 이렇게 유용한 팔다리의 고마움을 우리는 얼마나 알고 있을까? 건강한 사람의 경우 평소 팔다리가 어디 있는지 전혀 인식하지 않고 산다. 그냥 늘 거기에 있었고, 제 할 일을 충실히 해 주고 있으므로 신경 쓰지 않아도 되기 때문이다. 그런데 건강에 적신호가 오기 시작하면서 팔다리가 저리고 여기저기가 쑤셔 오면 그제야 팔다리가 어디 있는지 느끼게 된다. 느끼기만 하는 것이 아니라 강박적으로 팔다리의 위치를 파악하려는 행동이 나타난다.

하지불안 증후군은 혈액순환 장애나 자율신경 이상으로 인하여 하지의 자동적인 위치 선정과 활동에 지장을 받는 질환이다. 평소에는 있는지 없는지도 모르면서 제 할 일을 하고 있던 다리가 이

제 어디 있는지 항상 신호를 주어 찾아야 한다. 뿐만 아니라 불편한 신호, 즉 통증이나 저림 같은 이상 감각이 나타나고, 심하게는 내 다리가 내 다리가 아닌 것처럼 느껴지게 된다.

하지불안 증후군의 일반적인 증상은 고통이나 통증이 상대적으로 덜하고, 자각증상이 적은 경우가 보통이다. 주로 잠들기 전에 다리에 불편한 감각 증상이 나타나 다리를 털거나 경련성으로 움직이게 되면서 수면에 지장을 준다. 하지불안 증후군은 아주 큰 통증을 유발하지는 않는다. 하지만, 다리를 움직이고 싶은 충동이나 불쾌한 감각이 강하게 나타날 경우 수면 장애를 유발하기 때문에 심각한 정신적 고통이나 통증으로 연결되기도 한다.

최근에는 하지불안 증후군이 심장병과 관계가 있을 수 있다는 주장이 제기되어 주목 받고 있다. 미국 메이요 클리닉의 아샤드 자한기르 박사팀은 하지불안증 진단을 받은 584명의 심장 두께를 측정한 후 밤에 자는 모습을 관찰했다. 3년 후 그들을 다시 관찰하는 실험을 진행했는데, 이 실험 결과 전체의 4분의 1에 해당하는 환자가 심각하게 심장이 두꺼워졌으며, 심장병으로 고생하거나 사망할 확률이 두 배나 높다는 것을 알게 됐다. 자한기르 박사팀은 이러한 실험 단계에서 하지불안증과 심장병 사이에 뚜렷한 인과관계가 있다고는 볼 수 없지만, 하지불안증이 심장에 문제가 있음을 알려 주는 신호 중의 하나가 된다는 의견을 밝혔다.

하지불안 증후군이 발생하면 우선 다리를 움직이고 싶은 강한 충동을 느끼게 된다. 이러한 충동은 다리가 불편하거나 불쾌한 감각과 동반되어 나타나는 경우가 많다. 또한, 다리를 움직이고 싶은 충동이나 불쾌한 감각이 눕거나 앉아 있는 동안, 즉 휴식 중이 거나 가만히 있는 동안에 발생하거나 악화된다.

사람들이 하지불안 증후군을 심각하게 여기지 않는 이유 중 하나는 다리를 움직이고 싶은 충동이나 불쾌한 감각이 걷거나 다리를 뻗는 등의 움직임에 의해 부분적으로 혹은 완전히 해소될 수도 있기 때문이다. 최소한 움직이는 동안에는 이러한 증상 해소가 지속되기 때문에 일시적인 증상으로 치부하고 가볍게 넘기기 마련이라는 것이다.

하지불안 증후군은 자율신경 조절의 실조로 인한 하지 감각 및 운동신경의 이상과 함께 혈액순환 장애로 인해 발생한다. 이는 신체 운동을 통제하는 신경세포와 도파민 전달 체계의 이상을 주된 원인으로 손꼽는다. 한편 하지의 위치를 전송하는 고유 감각세포의 신경 전도 이상에 의한 질환이라는 견해도 있다. 그래서 하지불안 증후군의 치료를 위해서는 반드시 꾸준한 운동을 통해 운동신경을 강화하고, 혈액순환을 원활하게 하여야 한다. 필자는 신경의 전도 이상을 하지불안 증후군 발병의 주요 원인으로 보고 있다. 그래서 하지불안 증후군의 치료를 위해 자율신경 조절과 혈액순환 촉진을 최우선 과제로 삼는다.

# 협심증과 스트레스성 심장병

최근 스트레스가 증가하면서 많은 사람들이 가슴 통증과 불편함을 호소한다. 그러면서 숨참, 심장의 두근거림, 심장의 압박감과 통증, 뚝 떨어지는 느낌 등이 발생하면 혹시 심장에 무슨 일이 생긴 것은 아닐까 걱정하게 된다.

그런데 정작 병원을 찾아 여러 가지 검사를 해 보면 별다른 이상을 발견하지 못한다. 이렇게 심장에 기질적($^{구조적}$)인 이상은 없으면서 가슴에 통증을 호소하는 스트레스성($^{신경성}$) 심장병이 증가하고 있는데, 이 스트레스성 심장병의 증상과 협심증은 조금 다르다.

스트레스성 심장병의 대표적인 증상은 다음과 같다.

첫 번째, 주로 쉬고 있을 때 통증이 나타나고, 운동 할 때는 이상이 없다. 하지만, 협심증일 경우 운동을 하면 더 심해지는 경우가 많다.

두 번째, 가슴의 통증이 수초 또는 몇 시간씩 지속된다. 반면, 협심증의 경우 수분 간 지속될 수 있다.

세 번째, 가슴이 쑤시고 바늘로 찌르는 듯하다. 반면, 협심증은 뻐근하며 지속적이다.

네 번째, 아픈 부위가 돌아다닌다. 하지만, 협심증은 부위가 고정되어 나타난다.

다섯 번째, 가슴의 통증은 심하지 않으므로 일상생활에 큰 지장을 주지는 않는다. 반면, 협심증은 통증의 강도가 심해서 일상생활이나 하던 운동을 중단하고 쉬어야 한다.

여섯 번째, 가슴의 통증이 몸의 자세에 따라 생기거나 사라진다. 하지만, 협심증의 통증은 자세와는 관련이 없다.

일곱 번째, 가슴 부위를 누르면 통증이 생기고 아픈 곳을 누르거나 마사지 하면 통증이 완화되거나 시원해진다. 반면, 협심증은 마사지로 통증이 완화되지 않는다.

살펴본 바와 같이 스트레스성 심장병과 협심증은 증상이 조금씩 다르다. 하지만, 그 발병 원인은 거의 같다. 모두 자율신경의 조절 이상이기 때문이다. 심장은 전신으로 혈액을 공급하는 우리 몸의 엔진과 같은 곳이다. 이곳에는 뇌 다음으로 많은 신경이 분포해 있는데, 사람이 흥분하거나 에너지가 필요할 때는 박동을 증가시키고, 쉴 때는 박동을 줄인다. 이렇게 심장 출력을 조절하는 것이 자율신경이다. 자율신경 중의 교감신경이 흥분하면 심장박동이 증가하고, 심장 출력도 증가한다. 반면 부교감신경(미주신경)이 흥분하면 심장박동은 감소한다. 미주신경이 심하게 흥분하면 미주신경성 실신을 일으켜 잠시 심장박동이 멈추기도 한다.

심장은 한순간도 쉬지 않고 사람의 삶을 이어간다. 정자와 난자가 수정하고 얼마 지나지 않아 심장은 뛰기 시작하여 우리가 죽는 그 순간까지 잠시도 쉬지 않는다. 그런데 쉴 수 없는 운명을 타고난 심장을 더 고달프게 하는 것이 스트레스다. 스트레스는 심장에 잔업을 요구한다. 잔업에 지친 심장은 이상 발작을 일으키게 되고, 그것이 스트레스성 심장병이나 협심증으로 발전하는 것이다.

관상동맥 폐색이나 판막 이상을 동반한 심장병의 경우 수술요법이 가장 적절하다. 이렇게 수술요법으로 치료할 수 있는 경우를 제외하면 스트레스성 심장병과 협심증의 치료는 동일하다. 모두 심장의 이상 흥분을 막고, 심장 자체의 혈액순환을 증가시키고, 심장의 부담을 줄여 주는 것이다. 심장의 흥분을 막기 위해서는 교감신경의 지나친 흥분을 차단해야 하고, 심장 자체의 혈액순환을 개선하여 미주신경이 지나치게 흥분하는 것도 막아야 한다. 커피와 같이 심장을 지나치게 흥분시키는 카페인 음료도 피하는 것이 좋다. 항히스타민제, 진통 소염제, 제산제 등 혈액순환을 방해하는 약물의 장기적인 복용도 삼가는 것이 좋다. 또한, 폐순환을 개선하고, 간과 위장관의 순환을 개선하여 심장 입출력의 압력 부하를 줄여 주어야 한다. 나아가 꾸준한 운동과 부교감신경 강화를 통해 폐활량을 늘리고, 말초 혈관을 기르고, 심장근을 강화하는 한편, 위장관의 기능을 보충해야 한다.

# 만성피로 증후군

아무리 쉬어도 풀리지 않는 피로를 경험해 본 적이 있을 것이다. 사회가 복잡해지면서 사회 구성원으로서 사람들이 책임져야 할 일이 매우 많아지고 있다. 사람들 저마다 어깨에 짊어진 짐이 모두 한 보따리씩으로 그들을 짓누른다. 스트레스는 신경을 과열시키고 엄청난 에너지를 소모한다.

에너지 소모는 필연적으로 피로와 연결된다. 인체는 언제나 에너지가 부족하다. 심각한 에너지 부족은 만성피로라는 질환으로 이어진다. 만성피로가 찾아오면 자도 잔 것 같지 않고, 쉬어도 쉰 것 같지 않다. 몸과 마음이 모두 천근만근 무거워진다. 사회적으로, 환경적으로 인체가 감당해야 할 건강의 적이 너무 많다. 이때 가장 필요한 것이 충분한 휴식과 적당한 수면이다. 하지만, 이마저도 쉽게 얻을 수 없다.

만성피로는 원인 질환 유무에 의해 만성피로와 만성피로 증후군으로 구분하기 때문에 효과적인 치료를 위해 먼저 원인을 파악하는 것이 중요하다. 만성피로는 문자 그대로 만성적인 피로를 말하는데, 육체 과로, 스트레스, 지방간, 갑상선 이상 등 다양한 원인으로 인해 나타난다. 먼저 간 기능의 이상이 원인인 경우 극심한 만성피로감과 함께 간이나 가슴 부위가 묵직하고 더부룩하거나 소화가 되지 않는 증상이 나타날 수 있다. 또 갑상선에 이상이 있을 때 만성피로를 호소할 수도 있다. 이밖에 알레르기성 질환이 있는 경우 다른 사람에 비해 쉽게 피로감을 느끼며, 폐결핵, 당뇨, 스트레스, 불면증 등에서도 만성피로가 쉽게 생길 수 있다.

반면 '만성피로 증후군'은 미국 질병통제센터(CDC)의 정의에 따르면 "특별한 원인 질환 없이 피로감이 6개월 이상 지속되고, 피로 때문에 업무 능력과 학습 능력이 떨어지고, 충분한 휴식을 취해도 피로감이 전혀 해소되지 않는 상태"를 말한다.

이들 질환은 공통적으로 집중력 저하, 기억력 장애, 수면 장애, 두통, 근육통, 위장 장애, 수족 냉증, 어지럼증, 식은땀 등의 증상을 유발한다. 또한, 복통, 흉통, 식욕부진, 우울, 불안 등의 증상도 나타나는데, 잠깐의 휴식으로 회복되는 일반적인 피로와 달리, 휴식을 취해도 호전되지 않으면서 환자를 매우 쇠약하게 만드는 피로가 지속된다.

최근 현대인들이 겪고 있는 만성피로 증후군은 대부분 과도한 스트레스, 불규칙한 생활, 영양 불균형 등으로 인해 발생한다. 이 만성피로가 지속되면 고혈압, 당뇨, 고지혈증 등 대사장애 증후군으로 발전하거나 우울증, 불면증, 공황장애 등 신경성 질환이나 전립선염이나 생리통, 자궁 질환과 같은 비뇨 생식 질환으로 발전할 수 있다. 즉, 과도한 스트레스는 자율신경 이상을 초래하고, 교감신경의 흥분을 유발한다. 교감신경의 흥분은 신경의 에너지 소모를 촉진하게 되는데, 신경은 포도당만을 소모하면서도 교감신경이 흥분하면 평소보다 2~3배의 에너지를 소모해 피로감을 유발한다. 가만히 앉아서 고민을 하고 있지만, 달리기를 하는 것과 같은 에너지가 소모된다.

만성피로를 극복하기 위해서는 무엇보다 운동이 필수적이다. 그러나, 만성피로 환자의 경우 운동을 하지 못하는 경우가 많다. 너무나 피곤하기 때문에 움직일 수 없기 때문이다. 하지만, 피곤하다고 해서 움직이지 않으면 몸은 녹아 없어진다. 사람은 움직임을 통해서 혈액순환을 완성하고, 운동을 통해서 신경과 근육을 키울 수 있고, 운동 자극만이 에너지를 생산하는 미토콘드리아의 수를 늘릴 수 있기 때문이다. 그래서 필자는 만성피로 환자에게 아무리 힘들더라도 운동장에서 앓으라고 권한다. 방안에 누워 있다고 해서 피로가 가시지 않는다. 오히려 인체는 더 약해질 뿐이다. 인체의 혈액순환을 도와 줄 수 있는 생강, 인삼, 녹용, 황기, 꿀 등의 약재를 복용하는 것도 좋다. 또한, 교감신경의 지나친 과열을 억제해 에너지가 과도하게 소모되는 것을 막기 위해 황금, 황련, 금은화 등의 청열 해독약재의 복용도 필요하다.

휴식은 운동과 더불어 만성피로를 제거하기 위해서 없어서는 안될 도구다. 몸의 휴식도 필요하고, 마음의 휴식도 필요하다. 휴식 후에는 운동이 다시 필요하다. 휴식과 운동의 반복, 즉 삶과 죽음이 반복될 때(오래된 세포가 탈락하고 새로운 세포가 그 자리를 차지함)만이 만성 피로에서 벗어날 수 있기 때문이다. 또한 마음속에 쌓인 응어리도 풀어 주어야 한다. 한의학에서 말하는 심화, 간화가 그것인데, 운동을 통해 혹은 명상을 통해 간과 심장의 그것을 풀어야 한다. 운동을 통해 땀을 충분히 흘림으로써 심장과 간에 쌓인 화기를 풀어낼 수 있다. 명상과 호흡을 통해 경락에 쌓인 독소를 흩어 낼 수 있다.

피로는 건강의 부채(빚)라고도 한다. 갚지 못한 부채는 쌓이고 쌓여 파산(질병 혹은 죽음)으로 이어진다.

# 혈액순환과 보약

보약은 인체의 에너지 효율을 높이는 약이다. 사람은 생명체다. 사람은 36.5도의 체온을 평생 유지해야 한다. 동시에 사람의 세포 조직은 끊임없이 재생되어야 한다. 체온을 유지하고 세포를 재생하고, 몸을 움직이고, 생각하고, 보고, 듣고, 말하고, 냄새 맡고, 느끼는 데 모두 에너지가 필요하다.

사람은 에너지를 얻기 위해 매끼 식사를 한다. 탄수화물, 지방, 단백질 등의 3대 영양소를 섭취하기 위해 밥, 빵, 소고기, 올리브유 등을 먹고, 과일과 야채를 통해 식이섬유와 비타민, 미네랄을 얻는다. 이때 얻은 영양분을 혈액에 실어 인체 구석구석으로 수송하고, 영양분을 태워 에너지를 얻는다. 열심히 일을 한 다음 남은 찌꺼기를 다시 혈액에 싣고 간으로 콩팥으로 허파로 임파선으로 수송하여 청소를 한다.

에너지 효율이 떨어지면 먹은 음식을 소화시키기도 어렵고, 소화된 음식을 흡수하기도 어렵고, 흡수된 영양분을 수송하기도 어렵고, 세포의 작용 후 발생한 노폐물을 제거하기도 힘들다. 그래서 늘 피곤하고, 힘이 없고, 춥고, 붓고, 졸리게 된다. 또한, 에너지가 부족하면 면역기능도 약해진다. 그래서 감염에 취약해지고, 알레르기가 발생한다.

보약은 에너지 효율을 높이는 약이다. 소화가 잘되게 하고, 흡수가 잘되게 하고, 영양분을 인체 곳곳으로 고루 수송하게 해 주고, 노폐물을 제거하게 해 준다. 에너지가 충분해야 면역기능도 좋아진다. 에너지 효율이 좋아지면 질병이 예방되고, 피로가 사라지고 활력이 생긴다.

보약은 에너지 효율에 관한 약이다. 소화, 흡수, 배설을 원활하게 해 주는 약이고, 혈액순환을 개선해 주는 약이다. 위장과 소장 기능을 도와 음식이 잘 소화되도록 하고, 대장 기능을 도와 음식물 찌꺼기가 잘 처리되도록 돕는다. 폐 기능을 도와 호흡이 잘 이루어지도록 하고, 간 기능을 도와 혈액 내 노폐물을 해독한다. 또한, 심장 기능을 도와 혈액순환에 힘을 더하고, 혈액을 맑게 하여 노폐물이 혈관 내에 쌓이지 않도록 돕는다. 뿐만 아니라 콩팥 기능을 도와 혈압도 조절해 준다.

보약의 효능은 혈액순환을 통해 나타난다. 혈액순환이 잘되면 보약의 기능이 제대로 발휘되는 것이다. 혈액이 맑고 순환이 잘되면 인체 구석구석의 세포가 영양 공급을 제대로 받게 되고, 노폐물의 제거가 제대로 이루어지게 된다. 충분한 에너지 공급과 노폐물 제거는 에너지 효율을 높여 주고, 몸을 젊고 건강한 상태로 만들어 준다.

그렇다면 혈액순환이 잘되는지 알 수 있는 방법으로 무엇이 있을까? 혈액순환은 다음의 몇 가지 증거로서 그 작용의 좋고 나쁨을 판단할 수 있다.

첫째, 몸이 따뜻해야 한다. 몸이 따뜻한 사람은 혈액순환이 더 잘된다. 그런 탓에 몸이 따뜻한 사람은 피부색이 밝고 화사하다. 몸이 따뜻한 사람은 땀도 조금 더 많이 흘린다. 땀은 체온을 조절하고 노폐물을 배설하는 작용이 있다. 그래서 적당히 땀을 흘리는 것이 혈액순환에 도움이 된다. 반면, 몸이 냉한 사람은 에너지 생산량이 적으므로 땀이 잘 나지 않는다.

둘째, 소변이 시원하게 잘 나온다. 콩팥의 여과 기능이 제대로 이루어져야만 소변이 시원하게 나온다. 소변은 혈액 속의 수용성 노폐물을 체외로 배출하는 기능이 있다. 소변이 힘이 있고 맑다는 것은 혈액을 청소하는 콩팥의 기능이 원활함을 말해 준다.

셋째, 부종이 없어야 한다. 몸이 붓는다는 것은 순환이 제대로 되지 않는다는 것을 뜻한다. 심장에서 동맥을 타고 나온 혈액이 세포조직에서 일을 하고 난 후 정맥을 타고 다시 심장으로 돌아와야 한다. 하지만, 순환의 힘이 약한 사람은 이 혈액이 조직에 머무르게 되고, 혼탁한 체액이 조직에 남아 부풀어 오르게 되는데, 그것이 부종이 된다.

넷째, 대변이 잘 나와야 한다. 바나나 변을 보는 사람은 건강한 사람이다. 대변의 색이 노란 것은 담즙이 대변 속에 녹아 있기 때문이다. 담즙은 간에서 만들어지고 체내의 지용성 노폐물을 제거하는 역할을 한다. 굵고 노란 바나나변은 대장의 혈액순환과 간의 담즙배설 기능이 좋다는 것을 말해 준다. 나아가 복강 내의 건강 상태를 알려 주는 표지판이 되기도 한다.

그렇다면 보약은 어떻게 만들어지는가? 위에서 말한 네 가지 혈액순환의 지표를 개선하기 위해 각각의 유효한 약물을 배합하여 최적의 조합을 만들어 내면 그것이 보약이 된다.

첫째, 몸을 따뜻하게 하기 위해 보기, 보양 약물(건강, 육계, 황기, 녹용, 감초 등)을 사용한다.

둘째, 혈액을 깨끗하게 하기 위해 보혈, 청혈 약물(숙지황, 당귀, 천궁, 백작약, 서목태 등)을 사용한다.

셋째, 부종을 없애기 위해 이수 약물(택사, 인진 등)을 사용한다.

넷째, 대변을 건강하게 하기 위해 소간, 행기 약물(울금, 후박, 대황, 진피 등)을 사용한다.


구체적으로 보약을 복용하면 좋은 질환이나 증후를 들어 보자.

**첫 번째, 혈액순환 장애가 있는 사람** : 추위를 많이 타 몸이 시리고 저리거나 수족냉증이 발생한다. 근육통과 관절통의 대부분이 혈액순환장애를 동반한다.

**두 번째, 만성피로가 있는 사람** : 혈액순환이 잘되지 않으면 에너지가 부족해지고, 에너지가 부족하면 피곤해진다.

**세 번째, 간기능 장애가 있는 사람** : 잦은 음주로 인해 지방간이 발생하거나 숙취가 심한 경우, 과로로 체내에 노폐물이 증가하고 간의 해독력이 떨어진 경우에도 혈액순환을 통한 체력 회복이 필요하다.

**네 번째, 집중력이 떨어지고 건망증이 심한 사람** : 집중력과 기억력은 뇌의 가장 중요한 임무 중의 하나다. 뇌의 혈액순환이 잘 되지 않으면 뇌세포 숫자가 줄거나 네트워크 연결이 줄어들어 집중력과 기억력이 감퇴된다. 집중력과 건망증의 치료는 치매 예방과 수험생의 학습 능력 향상에 도움이 된다.

**다섯 번째, 성 기능장애가 있는 사람** : 성 기능은 남성과 여성 모두 자율신경 조절을 받는다. 부교감신경의 활성화는 하복부의 혈액순환을 증가시켜 성 기능을 강화하고, 교감신경의 억제는 지나친 흥분을 감소시켜 조루나 성교통을 치료한다. 성교 후의 극심한 피로는 혈액순환 장애의 징표다.

**여섯 번째, 면역력이 떨어지는 사람** : 면역력이 떨어지면 감기나 독감에 잘 걸리게 된다. 인체의 에너지 효율이 떨어지거나 혈액순환이 약하면 면역기능 저하가 초래된다. 또한, 자율신경 실조에 의해 교감신경계가 지나치게 항진되어도 면역기능이 떨어진다. 부교감신경계의 약화는 장내 면역 세포의 약화를 초래한다. 면역기능의 교란은 아토피나 비염과 같은 알레르기성 질환의 원인이 된다.

**일곱 번째, 정서적 장애가 있는 사람** : 우울증이나 조울증, 대인공포증, 공황장애 등은 모두 뇌신경의 기능 실조에 의한 것이다. 뇌세포는 여타 몸의 세포보다 훨씬 혈액순환이 중요하고, 노폐물 제거 또한 중요하다. 뇌는 인체에서 2퍼센트 정도의 무게만을 차지하지만, 에너지 사용량은 20퍼센트 이상 된다. 에너지가 풍부할 때 뇌세포는 안심하고 제 기능을 발휘한다.

# 역류성 식도염과 역류성 후두염 그리고 바렛식도

식도염의 경우 위염보다 더욱 사람을 성가시고 불편하게 한다. 가슴 부위의 답답함과 뭔가가 걸리고 막혀 뚫리지 않고 있다는 느낌은 아마 당해보지 않은 사람은 상상을 못할 것이다.

식도염이 발생하는 원인을 크게 네 가지로 요약할 수 있다.

첫째, 음식물의 섭취에 의한 외부적 요인이다. 뜨거운 음식물을 자주 먹거나 자극성 음식물(커피, 술, 매운 음식, 흡연)을 많이 그리고 자주 먹는 경우와 화학 물질(농약)을 삼킨 경우 직접 식도에 염증이 발생한 경우다.

둘째, 복강 내의 혈액순환이 좋지 않은 경우다. 간 기능이 약해지면 식도염이 발병할 수 있다. 예를 들어 간경화가 생기면 간으로 들어가는 정맥혈관인 간문맥이 막히게 되어 복강 내의 혈액은 우회로를 통해 심장으로 돌아간다. 이때 식도 정맥이 부풀어 오르면서 식도가 부어 좁아지고 염증과 출혈이 발생하는 경우가 종종 있다. 또한, 복강 순환이 좋지 못하면 식도뿐만 아니라 소화기 전체의 기능 저하도 함께 일어난다.

셋째, 위산의 역류에 의한 경우다. 위염과 같은 원인에 의해 위산이 십이지장 쪽으로, 즉 정상적으로 흘러가지 못하고 위장의 상부인 분문을 지나 식도 쪽으로 역류하는 것이다. 간혹 트림이나 되새김질, 구토에 의해 위산이 역류하기도 한다. 위장은 음식물을 소화시키기 위해 위산을 분비한다. 위장 기능이 원활하고 위장의 힘이 좋을 때는 많은 양의 위산이 분비되고 음식물을 녹여 모두 소장으로 내려 보낸다. 그런데 위장의 힘이 약해지면 분비된 위산을 모두 소장으로 내려 보내거나 간직하지 못해 거꾸로 쏟아내는데, 이때 식도 염증을 일으키게 된다.

넷째, 자율신경 실조에 의한 요인이다. 지나친 긴장, 스트레스, 화, 우울증, 강박증 등은 자율신경계의 교란을 초래하여 교감신경계의 과도한 흥분을 야기하고, 부교감신경계의 약화를 유발한다. 교감신경의 과흥분은 식도와 기관지 점막의 분비선을 말려버리고 염증을 유발한다. 또한, 분비가 적어진 식도와 기관지는 협착으로 들러붙어 좁아지고, 이물감을 만들어 낸다. 폐 기관지의 협착과 위축은 호흡곤란이나 만성 기침을 유발하기도 한다.

위산은 강력한 산성을 띤 물질로 식도에는 치명적이다. 위장 점막은 다량의 점액에 의해 보호되고 있지만, 식도는 보호막이 약하다. 따라서 약간의 위산에도 자극적인 통증과 함께 염증이 유발된다. 식도를 지나 위산이 후두까지 올라와 염증을 일으키면 후두염도 함께 발병하곤 한다. 목소리가 갈라지고, 목이 쉽게 쉬고, 가래의 양이 증가하고, 말을 할 때마다 따끔거리는 통증과 잦은 기침이 나타나면 후두염이 발병한 것이다.

실제 임상에서 역류성 식도염을 치료하다보면 위산의 역류에 의해 발생하는 역류성 식도염은 그리 많지 않은 것 같다. 하지만, 대부분의 치료는 위산 제거를 주목표로 하는데, 이때 제산제와 위산 분비억제제($^{PPI}$)가 가장 많이 사용된다. 일단 약(제산제와 위산 분비억제제)을 먹으면 통증은 사라진다. 그럼에도 불구하고 답답함은 좀처럼 사라지지 않는다. 그것은 위산이 주원인이 아니기 때문이다. 필자의 경험에 의하면 위산의 원인보다 많은 것이 자율신경의 조절 이상이다.

자율신경의 이상은 위장의 정상 기능을 방해한다. 교감신경의 과항진은 과립구라는 백혈구를 증가시키고, 과립구의 증가는 위염과 식도염을 유발한다. 교감신경의 과흥분은 위장의 혈액순환을 방해하고 염증을 유발한다. 잦은 제산제의 복용도 마찬가지로 위장의 혈액순환을 방해한다. 위장의 혈액순환 장애는 위장의 정상 기능을 방해하고 음식이 소장으로 내려가는 것을 막아 음식과 위산이 역류하도록 한다. 그래서 필자는 위산은 그대로 두라고 말한다. 단지 위장과 식도의 혈액순환을 살리라고 말한다. 위장의 혈액순환이 원활해지면 위장의 기능은 정상을 찾는다. 위장의 기능이 정상화되면 위산은 음식과 함께 소장으로 내려갈 것이다.

앞에서 식도염이 발병하는 원인을 네 가지로 요약했듯 역류성 후두염의 대표적인 원인도 네 가지로 요약할 수 있다.

첫째, 위산의 역류가 지속되면 식도를 지나 후두까지 영향을 주게 되어 염증을 일으킨다.

둘째, 흡연이나 음주 혹은 자극성 음식물의 섭취 때문이다.

셋째, 말을 많이 하는 경우다. 교사나 가수 혹은 직업적으로 말을 많이 하는 사람의 기관지와 후두는 과로 상태에 놓이고, 점막의 염증이 증가하게 된다.

넷째, 자율신경계의 이상이다. 후두나 기관지도 점막 구조를 가지고 점막 면역계를 형성한다. 지나친 스트레스나 긴장 혹은 화로 인한 교감신경 자극은 후두와 기관지의 보호막인 점액 분비를 방해하고 염증을 증가시킨다. 역류성 후두염의 치료는 역류성 식도염의 치료와 병행하는 것이 좋다.

한편 역류성 식도염이 만성화되면 '바렛식도'란 질병이 발병한다. 이는 반복된 식도의 손상으로 식도에 장의 상피세포가 자라는 것을 말한다. 쉽게 말하면 식도가 반복적으로 손상되다보니 식도를 만드는 줄기세포가 모양을 바꾸어 버린 것이다. 위장질환의 장상피화생과 유사하다. 즉, 식도 점막의 노화가 촉진되고 있다는 뜻이다. 그래서 바렛식도가 진행되면 식도암이 발병할 확률이 높아진다.

# 만성위염, 위축성위염, 장상피화생의 치료 및 예방

위염은 대개 단계를 거쳐 발전한다. 과식을 하거나 음주를 하고 나서 발생하는 위장의 염증은 주로 급성위염의 단계에 해당한다. 이는 급격한 손상이 발생하지만, 치료와 복구도 빠르다.

위장 세포는 빠르게 자라는 상피세포로 구성되어 있는데, 적어도 3~4일이면 모두 복구될 수 있다. 하지만, 급성위염이 반복되고 위장의 혈액순환이 나빠지면 위염의 회복은 느려져 만성 단계로 넘어간다. 새로운 세포가 줄기세포에서 자라 올라오지만, 곧바로 염증 상태가 되는데, 이를 만성위염이라고 한다.

만성위염이 지속되면 위장의 혈액순환은 더욱 나빠지고 세포의 재생 또한 어려워진다. 세포의 재생이 어려워지면 위장 표면은 제 기능을 하지 못하는 세포로 채워지게 되는데, 이때를 '위축성위염' 상태라고 부른다. 위축성위염 상태가 되면 위장의 혈액순환은 더욱 나빠지고, 심하면 세포 재생조차 느려지게 되므로 위장벽의 세포 숫자가 줄어들게 된다. 위장벽을 이루는 세포 숫자가 줄어들면 위장 두께가 얇아지고, 위장 표면의 색도 나빠지고, 정상적인 주름무늬도 사라지게 된다. 이와 더불어 위장 점막의 두께도 얇아지면서 출혈도 증가한다. 위축성위염 정도가 되면 위장의 기능이 아주 약해진다. 소화력이 떨어지고, 조금만 과식해도 답답함이 생기고, 트림이 증가하고, 속이 쓰리거나 복통이 생긴다. 하지만, 아무런 증상이 없는 경우도 있다. 전체 환자의 약 5분의 1 정도에서 전혀 증상 없이 소화도 잘되는데 내시경상 조직의 위축만 보인다. 무증상 환자의 경우라도 위장의 위축이나 세포 변성은 진행성이므로 조심하는 것이 좋다.

위축성위염으로 속 쓰림과 복통의 증상이 심한 환자의 경우 제산제나 위산 분비억제제($^{PPI}$)를 장복하는 경향이 있다. 위산의 분비를 억제하기 위해서는 필연적으로 위장의 혈액순환을 차단해야 한다. 최근 휴스턴 감리교 병원 연구팀의 결과에 따르면 위산 분비억제제($^{PPI}$)의 복용은 위장과 식도의 혈액순환만 방해하는 것이 아니라 전신의 혈관 수축을 유발하므로 고혈압은 물론 전신의 혈액순환장애를 일으키는 것으로 밝혀졌다. 그래서 이러한 약의 장기 복용은 상당한 주의를 필요로 한다.

위축성위염의 상태가 지속되면서 위장의 혈액순환은 더욱 나빠져 건강한 세포의 재생은 더욱 어려워지고, 줄기세포에서는 위장의 고유한 세포가 아닌 장상피(장에서 자라는 상피세포)를 만들기 시작한다. 이 현상을 '장상피화생'이라 부른다. 마치 얼굴 피부에 검버섯이 자라는 것과 유사하다.

지금껏 살펴본 위축성위염과 장상피화생이 좋지 않은 이유는 위축된 위장 세포와 장상피로 변한 조직은 위암으로 발전할 가능성이 크기 때문이다. 특히 위장에 고유한 세포가 아닌 다른 세포가 많으면 많을수록 위암의 발병 가능성은 더욱 커지게 된다.

위축성위염의 상태까지는 아직 위장의 고유세포들로 채워져 있으므로, 혈액순환이 살아나고 세포 재생이 원활해지면 건강한 위장 상태로 돌아갈 여지가 남아 있다. 하지만, 장상피화생의 경우 치료 방향이 조금 다르다. 이론적으로 이미 장상피로 변해버린 세포는 다시 정상 세포로 돌아갈 수 없다. 때문에 이때의 치료 목표는 아직 장상피로 변하지 않은 정상 위장 세포를 더욱 건강하게 만들어 더 이상 변성(이형성)되지 않도록 막는 것이다(그런데 치료를 하다 보면 장상피도 간혹 없어진다. 암도 낫는 경우가 있는데 장상피만 유독 영원할 이유가 없다).

건강한 정상 위장 세포가 많아지고 위장벽이 두꺼워질수록 위축성위염과 장상피화생으로 변한 세포는 정상 세포에 가려져 활동의 제약을 받게 된다. 또한, 장상피로 변한 세포의 숫자가 증가할수록 위암의 발병 가능성이 높아지므로 정상 위장 세포가 장상피세포로 변하는 것을 가능한 느리게 혹은 정지시키는 것이 아주 중요한 치료가 된다.

결론적으로 위축성위염과 장상피화생의 치료에 있어서 가장 중요한 것은 위장관의 혈액순환을 살리는 것이다. 혈액순환이 살아야 위장관의 세포 재생이 원활해지기 때문이다. 또한, 교감신경의 과흥분을 억제하여 염증이 번지는 것을 막아야 한다. 나아가, 위장관의 활발한 점액 분비와 운동을 위해 부교감신경을 강화하는 것도 잊지 말아야 하겠다.

# 급성 설사, 장염, 만성 설사, 허혈성 복통

설사와 장염은 누구나 흔히 경험하는 증상이다. 가볍게 지나가는 경우가 대부분이지만 심한 복통을 동반한 설사로 한번이라도 고생을 하거나 곤란한 일을 당해본 경우라면 설사를 그리 만만히 생각지는 않을 것이다. 특히 어린아이에게 있어서 설사는 감기 다음으로 흔한 증상이다. 만성적인 설사나 장염을 방치할 경우 아이의 영양 상태가 나빠져 발육 부진에 빠질 수도 있다. 심한 설사는 대개 장염인 경우가 많아서 열이 심하게 나거나 탈수가 심하면 빨리 전문가의 치료를 받는 것이 좋다.

만성적인 설사는 장의 과도한 연동운동과 장분비 이상 그리고 장의 혈액순환 장애로 인한 수분 흡수 장애까지 연계되어 나타나므로 과민성대장증후군의 범주에서 치료하는 게 좋다. 대부분의 만성적인 설사는 장의 흡수 장애와 관련이 있다. 장의 혈액순환이 나빠지면 수분 흡수가 원활치 않으므로 변은 묽어지고, 나아가 장은 음식물 찌꺼기를 간직하지 못하므로 잦은 배변이나 설사로 이어진다. 치료적 관점에서 보면, 급성적 설사는 주로 세균 감염이나 독소에 의한 경우가 많아서 항생제 투여나 청열해독 방법이 유효한 반면 만성적인 설사의 경우 장의 혈액순환 개선이 좋다.

설사나 장염으로 인한 복통은 크게 급성 복통과 만성 복통으로 구별하는데, 급성 감염, 즉 식중독이나 세균과 바이러스성 감염에 의한 설사나 장염의 복통은 극심하게 나타나 손을 댈 수 없을 정도의 통증이 발생한다. 그러나 만성적인 설사나 장염에서의 복통은 급격하지 않고 은근하게 아픈 경우가 많다. 주로 기분 나쁘게 아프다거나 아랫배가 살살 아프다고 표현한다.

만성 설사와 만성 장염의 복통은 주로 장의 혈액순환이 나빠지면서 장평활근에 노폐물이 쌓이고, 운동 장애가 발병하면서 나타나는데, 이것을 허혈성 복통이라 한다. 대부분의 복통은 장의 혈액순환이 잘되지 않아 생기는 허혈성 복통에 속한다.

또한 자율신경 실조증에 의해서도 복통이 발병한다. 지나친 스트레스나 긴장으로 인해 교감신경이 과흥분을 하게 되면 장평활근의 긴장으로 통증이 증가한다. 또한 부교감신경계의 기능이 약화되고, 복강의 혈액순환도 나빠진다. 이런 이유로 만성적인 설사나 복통 치료에 있어서 자율신경 조절이 중요하다.

마지막으로 생강은 복강 내의 혈액순환에 큰 도움을 주는 약재에 속한다. 생강차에 꿀을 조금 타서 하루 1~2회 꾸준히 마시면 허혈성 복통과 만성 설사를 예방하는 데 도움이 된다.

# 변비 치료와 예방

배설의 쾌감이란 말이 있다. 변을 잘 보는 것이 얼마나 기분 좋은 일인지를 대변해 주는 말이다. 사람은 살아 있는 생물이고, 삶을 유지하기 위해서는 에너지가 항상 필요하다. 다시 말해 사람에게 에너지는 늘 부족한 그 무엇이다. 끊임없이 내 몸이 재생되어야 하고, 움직여야 하고, 생각해야 하기 때문이다. 심지어 먹은 음식을 소화시켜 영양분을 만드는 데도 막대한 에너지가 필요하다.

에너지 생산을 위해 우리는 끊임없이 먹어야 한다. 먹은 음식은 위장과 소장을 통과하면서 분해되고 영양분은 흡수된다. 영양분이 흡수되고 나면 찌꺼기가 남는데, 이것을 대장에 저장했다가 배출하는 과정이 바로 배설이다.

사람은 몸에서 뭔가가 빠져 나갈 때 쾌감을 느낀다. 땀이 날 때도 그렇고, 방귀가 나와도 그렇고, 소변을 보고 나서도 그렇고, 성적인 행위도 그렇다. 반면 몸에서 나가야 할 것이 제대로 빠져 나가지 못하고 몸속에 남아 있는 느낌은 상당히 불쾌하다. 시원하게 나오지 않는 트림, 소변이 남아 있는 느낌, 땀이 나가지 못하고 피하에 열이 가득 찬 느낌과 함께 변이나 가스가 모두 배설되지 못한 느낌도 아주 큰 불쾌감을 준다.

장은 평활근이란 근육으로 된 파이프다. 장평활근이 원활하게 잘 움직이면 변도 잘 수송되고 배출도 잘된다. 그런데 장평활근의 운동에 문제가 생길 때 변의 수송에 이상이 발생한다. 변비의 원인을 간추려 보면 다음 몇 가지로 요약할 수 있다.

첫째, 장의 평활근이 무력한 경우다. 이는 주로 노인성 변비에 많다. 장의 혈액순환이 잘되지 못하여 장의 평활근이 위축되고 운동성이 떨어지면, 변을 수송하기 어렵고 변비가 된다. 장의 힘이 약하면 빨리 지치고 노폐물이 쌓이므로 은근한 복통을 유발하기도 하고, 변이 막혀 장운동을 방해하면 극심한 통증을 유발하기도 한다.

둘째, 장의 평활근이 경직된 경우다. 스트레스나 긴장으로 인해 자율신경이 교란되면 주로 교감신경이 과흥분을 하게 되는데, 교감신경이 과흥분을 하게 되면 장의 평활근이 긴장하여 경련성 운동장애를 유발한다. 경련이 심해져 장폐색에 이르면 극심한 복통과 더불어 구토를 유발하고 생명을 위협하는 지경에 이르기도 한다.

셋째, 부교감신경 약화가 초래되면 장의 분비선 기능이 약해진다. 장 점액 분비가 적어지면 변이 딱딱하게 굳어지고, 윤활작용이 방해받아 변의 이동이 어렵게 된다. 부교감신경의 약화는 장의 연동운동도 힘들게 만든다.

진성 변비는 3일 이상 변을 보지 못하여 변이 딱딱하게 굳거나 설사와 변비가 반복되는 경우를 말한다. 보통 진성 변비는 남성보다 여성에게 더 많다. 장을 움직이는 부교감신경은 10번 뇌신경인 미주신경이다. 정신적 스트레스가 많고 생각이 복잡한 여성에게 변비가 더 많은 이유가 이 때문인지도 모르겠다. 남성의 경우 장시간 화장실을 못 가는 변비보다 가기는 매일 가는데 시원하게 변을 배출하지 못하는 유형이 더 많다.

변비 치료에서 가장 중요한 것이 장의 혈액순환을 살리는 일이다. 장의 혈액순환이 살아나야 장의 점액 분비가 원활해져 변을 수송하기 쉬워지고, 장평활근의 힘도 좋아진다. 장의 혈액순환이 살아나면 부교감신경의 기능이 강화되므로 장 자체의 조절 능력이 더 좋아진다. 또한 평소 생활에서 스트레스를 적절히 해소해 주는 노력도 필요하다. 지나친 스트레스와 긴장은 교감신경을 과흥분시켜 장을 경직시키기 때문이다. 매운 음식과 식이섬유는 장 운동을 활발하게 하므로 변비에 좋다. 다만, 긴장성 변비가 있는 사람의 경우 오히려 복통이 증가할 수 있으므로 과량 섭취는 피하는 것이 좋다. 그리고 배를 자주 마사지 해 주는 것도 도움이 된다. 복부 마사지는 장에 운동성 자극을 주어 혈액순환과 연동 운동을 도와주기 때문이다.

이밖에 과일과 야채도 자주 섭취하는 것이 좋다. 식이섬유는 장 운동을 향상시키는 가장 좋은 영양소다. 그리고 변비에는 지방질이 풍부한 음식도 좋다. 지방은 장의 표면을 부드럽게 만들어 준다. 차 중에서는 생강차가 으뜸이다. 생강차는 장의 혈액순환을 도와 장을 튼튼하게 만들어 주고, 장운동도 개선해 주는 좋은 음료다.

# 복부팽만, 가스 실금, 과민성대장증후군

시원한 방귀 소리가 정겹다. 예전 아버님이 날리시던 큰 방귀 소리. 요즘은 듣기 힘든 그 소리. 사실 크고 시원한 방귀 소리는 건강의 징표다. 장이 튼튼하다는 것을 알려 주는 신호이기 때문이다. 장 건강이 나쁠 때는 방귀가 전혀 시원하지 않다. 너무 잦거나 기운 없이 새거나 뱃속에서 부글거린다.

사람은 누구나 가스를 발생시킨다. 다만 가스 처리 과정이 사람마다 다를 뿐이다. 가스란 음식물이 분해되면서 발생하는 화학적 부산물을 일컫는다. 이러한 가스에는 우리가 음식을 먹으면서 함께 삼킨 공기가 대장까지 내려오면서 흡수되지 않고 남아 있는 기체도 포함한다.

장내 가스의 성분은 수소와 이산화탄소가 가장 많다. 단백질을 분해할 때 나오는 암모니아는 두통이나 간성혼수의 원인이 되기도 한다. 또 질소산화물인 인돌과 스카톨은 지독한 방귀 냄새의 원인이 된다. 그래서 육식을 하고 난 후 그리고 달걀을 먹은 후 혹은 콩 종류의 단백질을 먹고 난 후 더 지독한 가스가 방출되고 장내 자극도 심해진다.

성인의 경우 하루에 보통 10리터 정도의 가스가 발생한다. 이때 많은 양의 가스가 장 표면을 덮고 있는 혈관을 통해 흡수되고, 나머지는 간에서 분해되거나 폐에서 호흡을 통해 빠져나가거나 물에 녹아 소변으로 빠져나간다. 이밖에 흡수되지 않은 나머지 가스는 항문을 통해 방귀로 나오게 된다.

정상적인 상황에서 가스가 발생하는 것은 병이 아니다. 하지만, 장 기능이 나빠지면서 가스를 흡수하지 못하게 되면 불편함이 나타나기 시작한다. 장에서 가스를 흡수하지 못하므로 배에 가스가 많이 차게 되고 복부팽만감이 생긴다. 또한, 장운동이 좋지 못하면 가스를 배출하기도 힘들어진다.

사람의 대장은 호흡을 한다. 대장을 싸고 있는 혈관이 대장 내의 수분과 영양분을 흡수하면서 가스도 흡수한다. 혈관 내의 혈액이 맑으면 가스 흡수율이 높아진다. 반대로 혈액이 탁하면 가스 흡수가 어려워진다. 그래서 담배를 피거나 술을 마시면 가스 처리가 어려워진다.

간에서는 담즙을 만들어 소장으로 흘려보내는데, 이것이 지방의 소화를 돕는다. 그런데 이 담즙이 잘 나오지 못하는 경우가 있다. 지방간이 있거나 간염이 있거나 술을 많이 마시는 경우, 스트레스가 많은 경우, 양약을 많이 먹는 경우 등이 그렇다. 이렇게 되면 장내로 분비되는 담즙산의 양이 줄어들게 되는데, 그러면 유해균에 대한 억제력이 약해진다. 그 결과 유해균에 의한 가스 발생이 증가한다. 소화기능이 나쁘거나 장내 유해균이 증가하면 지독한 냄새의 가스 발생이 증가한다.

한편 위장관에 가스가 많이 차면 복부가 팽팽해져 숨쉬기가 힘들어진다. 복부 압력이 횡격막을 눌러 호흡에 지장을 주기 때문이다. 이것을 '복부팽만'이라 부른다. 복부팽만은 실제 가스가 많이 차서 발생하는 경우와 위장의 부종이나 운동장애 때문에 나타나는 경우로 나눌 수 있다. 가스가 많이 차는 경우 주로 복부 전체의 팽만감이 심해진다. 대신 위장의 부종이나 운동장애가 문제일 경우 명치 부위의 팽만감이 심해지는데, 주로 식후의 답답함이 더 심해진다. 이는 위장 점막에 염증이 생기거나 위장 기능이 약해져 위장이 부어오르고 운동성이 떨어지기 때문이다. 이때는 식사량을 줄이고 위장 치료를 겸해야 한다. 또 당도가 높은 음식을 먹고 난 후 갑자기 혈당이 올라갈 때도 팽만감이 심해진다. 실제로 위장이나 장내 음식물이 없더라도 혈당이 상승하면 팽만감을 느끼게 된다. 그래서 초콜릿이나 과자를 먹고 나면 갑자기 팽만감이 심해진다.

가스 때문에 생기는 불편함을 줄이기 위한 치료는 장내 혈액순환을 빠르게 해 주는 것이 최우선이다. 장내를 지나는 혈액이 빠르게 흐르면 위장, 소장, 대장을 거친 혈액이 간으로 쉽게 빠져나갈 수 있다. 이렇듯 잘 순환되는 혈액은 많은 양의 영양분과 가스를 흡수해 나간다. 그래서 장내 가스 정체가 일어나지 않게 된다.

또한, 혈액이 따뜻하게 잘 흐르고 담즙산이 충분히 잘 분비되면 유해균의 작용이 억제되므로 가스 발생도 줄어들고, 냄새나는 방귀의 발생도 준다. 뿐만 아니라 장운동도 빠르게 해 주어야 한다. 복부팽만이 있고 변비가 함께 있는 경우 답답함은 더욱 심해진다. 그래서 복부팽만 치료시 장운동을 빠르게 하는 것도 중요하다. 배변 횟수를 1일 1~2회 늘려주는 것도 좋다. 하지만, 설사 증상도 함께 있는 경우 장운동보다 혈액순환을 늘리는 치료가 더 중요하다. 과식도 피해야 한다. 하루 식사를 2식 정도로 줄이고, 늘 배가 조금 고픈 상태를 유지하면 팽만감을 해소하는 데 도움이 된다. 운동도 빠뜨리면 안된다. 10~20분 정도의 가벼운 운동은 혈액의 순환량을 늘려 복부팽만감의 해소에 도움이 된다. 팽만감이 나타날 때는 무조건 움직이는 것이 좋다.

최근 가스 실금을 호소하는 환자가 늘고 있다. 가스 실금이란 방귀가 나의 의지와는 상관없이 항문으로 빠져나오는 것을 말한다. 사실 엄밀히 말하면 가스 실금 자체는 병이 아니다. 항문 괄약근이 장내에 지나치게 많이 찬 가스나 직장 쪽으로 밀려온 가스를 스스로 배출하는 것은 정상적 기능이기 때문이다. 가스 실금을 앓고 있는 환자의 경우를 보면 정서적, 환경적 영향을 많이 받는다. 환자 층은 주로 감수성이 예민한 청소년이나 여성이 많고, 직장이나 교실처럼 밀폐된 공간에서 생활을 하는 경우 또한 많다. 이들은 자신의 가스 배출로 인해 주위 사람에게 피해 주는 것을 가장 두려워한다. 위에서도 언급했듯이 가스 배출을 항문 괄약근이 100퍼센트 제어하지 못한다. 그래서 가스 실금의 치료는 주로 가스의 과다 생성을 막고, 장의 이상 경련을 줄이는 방향에서 이루어진다.

마지막으로 중요한 것은 가스 실금이 일방적으로 상대에게 피해를 주는 질병이 아니라는 것을 환자가 스스로 주지하고, 사람이 완벽한 존재가 아님을 깨닫는 것이다. 즉, 서로 도움도 주고 피해도 주면서 상호작용을 하는 존재가 인간임을 아는 것이 중요하다.

과민성대장증후군의 치료와 마찬가지로 가스 실금과 복부팽만의 치료에는 자율신경 조절이 필요하다. 교감신경이 과흥분 상태(긴장과 스트레스 상황)에 있을 때 체내 염증 반응은 증가하는 반면 분비샘 기능은 저하되고, 면역 세포의 수 또한 줄어 유해균이 늘어난다. 그래서 장내 환경이 나빠지고 가스 발생도 증가하게 된다. 반대로 부교감신경이 우위에 있을 때 소화관 전체의 분비샘이 활발하게 작용함은 물론 면역 세포의 수도 증가하고, 유산균의 수도 증가하고, 혈액순환 또한 좋아져 가스 발생량이 줄어들게 된다.

# 혈변

혈변은 장관(위장, 소장, 대장) 출혈을 의미한다. 장에서 출혈이 일어난 다는 것은 장의 점막이 손상된 것을 말한다. 장 점막은 다량의 점액을 분비하여 기계적, 화학적 손상으로부터 장을 보호하고, 영양분의 흡수와 소화를 돕는 역할을 한다. 이러한 장 점막이 손상되면 장 점막의 아래쪽에 위치한 혈관이 노출되어 출혈이 발생한다. 출혈과 함께 체중 감소가 나타나면 염증성장질환이나 대장암의 징후가 되기도 한다.

  급성기의 출혈은 청열(소염작용)과 지혈이 우선적 치료법이다. 급성기의 출혈은 다량의 출혈이 발생할 수 있으므로 반드시 전문가의 도움을 받아야 한다. 반면 만성기의 출혈은 장 점막의 재생에 우선 치료 목표를 두어야 한다. 만성기에는 장간의 혈액순환이 나빠지고 울혈상태에 빠지는 경우가 많다. 그래서 출혈 발생의 원인과 환자의 몸 상태에 따른 적절한 변증과 처방을 구성하는 것이 중요하다.

위장관 출혈은 보통 5가지 임상 양상으로 나타난다. 토혈은 빨간색 혹은 커피색의 토사물 변을 말하고, 흑색변(melena)은 검고 타르 같은 고약한 냄새가 나는 변을 말한다. 혈변은 선홍색 피가 항문을 통하여 나오는 것을 말하며, 소화관의 잠재 출혈(occult GI bleeding)은 육안으로 확인할 수 없는 소화관 출혈로 특수한 검사를 통하여 확인할 수 있다. 마지막으로 위장관 출혈 환자가 혈액 소실에 의한 증상만을 호소하는 경우도 있는데, 어지럼증이나 실신, 협심증 혹은 호흡곤란을 야기할 수 있으니 주의를 요한다.

일반적으로 소장 출혈은 진단이 어렵고, 원인이 밝혀지지 않은 출혈의 대부분을 차지한다. 하지만, 소장에서 기인하는 위장관 출혈은 흔하지 않다. 가장 흔한 소장 출혈의 원인으로는 혈관 확장증과 종양(선암, 평활근종, 림프종, 양성 용종, 유암종, 전이성 종양, 지방종) 등이 있다. 또 다른 희귀성 원인으로는 크론병, 감염, 허혈, 혈관염, 소장 정맥류, 게실, Meckel 씨 게실, 종복낭 및 장중첩 등을 들 수 있다. 비스테로이드성 진통 소염제(NSAID)를 복용하면 소장에 작은 미란이나 궤양을 형성할 수 있는데, 그러면 원인이 불분명한 만성적인 소장 출혈을 유발할 수도 있다.

하부 위장관 출혈은 상부 위장관 출혈의 5분의 1 정도를 차지한다. 치질이 가장 흔한 하부 위장관 출혈의 원인이다. 또한, 항문 열창 역시 심하지 않은 출혈과 통증을 유발한다. 성인의 경우 하부 위장관 출혈을 일으키는 가장 흔한 원인은 게실, 혈관 확장증

(특히 70세 이상 환자에서 근위부 대장의 출혈), 종양(선종성 용종 및 선암) 그리고 대장염(가장 흔하게는 감염성 대장염 혹은 궤양성대장염, 궤양성직장염 등) 등이 있으며, 허혈성 혹은 방사선 유발 장염 등도 종종 하부 위장관 출혈의 원인이 된다.

흔하지 않은 원인으로는 용종 제거 후의 출혈, 고립성 직장 궤양증, NSAID에 의한 미란성 대장염 혹은 궤양, 특수한 종양, 외상, 직장의 정맥류, 림프구성 결절성 증식, 혈관염 그리고 대동맥-대장 누공 등이 있다. 소아와 청소년의 경우 대장 출혈을 일으키는 가장 흔한 원인으로는 염증성장질환과 소아 용종을 들 수 있다.

게실 출혈은 갑자기 시작되는 경우가 많은데, 대부분 통증이 없으나 때로 대량 출혈을 유발하기도 한다. 주로 우측 대장에서 발생한다. 보통의 대장 게실 출혈은 약 80퍼센트가 저절로 지혈되며, 20~25퍼센트 환자에게서 재출혈이 일어난다.

토혈은 상부 위장관 출혈을 의미한다. 검은색 변은 대변이 위장관 내에 적어도 14시간 이상 머물렀음을 말하고, 출혈 부위가 상부일수록 흑색변일 가능성이 높다. 혈변은 대부분 하부 위장관에서 나타나지만, 상부 위장관 출혈의 경우에도 대량 출혈이 일어나면 장내에 머무는 시간이 줄어 혈변으로 나타날 수 있다.

상부 위장관 출혈에 혈변이 동반되면 혈역학적 변화가 나타나고, 헤모글로빈 수치가 심하게 떨어진다. 소장 출혈의 경우 혈변이나 흑색변이 함께 나타날 수 있다.

# 궤양성대장염 [궤양성직장염] 과 크론병의 치료와 예방

최근 우리나라에서도 궤양성대장염[궤양성직장염]과 크론병 환자가 점점 늘어나고 있다. 서구화된 식습관도 문제이지만, 혹독한 스트레스와 불규칙한 생활 등도 한몫하고 있는 것으로 보인다.

궤양성대장염과 크론병은 '염증성장질환'이다. 장은 원래 염증이 잘 발생하지 않는 곳이다. 장 표면은 끊임없이 점액이 분비되면서 장을 보호하기 때문이다. 이 점액 속에는 IgA라고 하는 면역항체와 여러 가지 소화효소가 포함되어 장 속의 독소나 세균이 몸속으로 들어오지 못하도록 막아 준다.

그런데 어떤 원인에 의해 이 점액의 보호 기능이 마비되면 장 표면에 염증과 궤양이 발생하게 된다. 보통 장 표면의 상처는 쉽게 치유된다. 일반적으로 복통, 설사, 발열 등이 겹치면서 3~7일 정도면 모두 낫는다. 장의 세포 교체 주기가 짧기 때문이다. 즉,

고장 난 세포는 떨어져 나가고 새로운 세포가 신속히 자라 올라온다. 하지만, 이러한 정상적인 복구 기능이 망가지고, 백혈구가 지나치게 많이 모여 침윤 현상을 일으키고 세포 파괴가 진행되면 난치성 염증성장질환인 궤양성대장염이나 크론병이 된다(궤양성직장염은 궤양의 부위가 직장에 국한된 형태로 궤양성대장염의 범주에 포함된다).

궤양성대장염과 크론병은 자가 면역 질환의 한 종류다. 그만큼 백혈구의 과잉 활동이 증가한다는 말이다. 그래서 양약 치료에 있어서 스테로이드 제제나 면역 억제제의 사용이 증가하고 있다.

궤양성대장염과 크론병은 장에서 발생하는 질병이다. 그래서 장의 환경이 아주 중요하다. 장은 기본적으로 음식물이 지나가는 통로다. 그래서 음식의 섭취 방법도 치료에 아주 중요한 요소를 차지한다. 그럼 어떻게 음식을 먹어야 할까?

첫 번째, 차게 먹는 것은 좋지 않다. 찬 음식은 장의 음식물 저장 기능을 방해한다. 혈액순환이 방해받음으로써 모두 쏟아 내려고 한다. 그래서 설사가 더 심해질 수 있다. 장이 냉해지면 유산균의 활동도 방해받는다. 장이 냉해지면 장평활근이 경련을 일으키고 복통이 증가할 수 있다.

두 번째, 과식을 피해야 한다. 과식은 장의 부담을 증가시킨다. 많은 양의 소화가 덜 된 음식은 염증 부위나 궤양 부위를 자극하여 설사를 유발하거나 출혈을 증가시킬 수 있다.

세 번째, 매운 음식을 피해야 한다. 매운 음식은 장 표면을 자극하여 장운동을 촉진하므로 설사나 출혈이 증가한다.

네 번째, 너무 짠 음식을 피해야 한다. 하지만, 너무 싱겁게 먹어서도 안된다. 싱거운 음식은 설사를 증가시킬 수 있다. 약간의 소금기가 수분 흡수를 도와 설사를 줄이고, 신경을 안정시킨다.

다섯 번째, 인스턴트식품을 피해야 한다. 라면, 과자, 짜장면, 짬뽕 등 화학조미료가 많이 든 음식은 피하는 것이 좋다.

여섯 번째, 과일과 야채도 피해야 한다. 식이섬유는 장운동을 자극하여 설사를 증가시킨다. 1일 3회 이상 설사를 할 때는 피하고, 3회 이하일 때는 조금씩 먹어도 좋다.

일곱 번째, 술, 담배, 커피를 끊어야 한다. 세 가지 모두 장운동을 촉진시키기 때문이다. 술은 장 점막을 보호하는 점액을 씻어내므로 장 점막 손상이 가중된다. 담배는 모든 암의 발암물질이며, 니코틴산은 장운동을 촉진한다. 커피도 장운동을 촉진하고 신경을 예민하게 하므로 염증이 증가할 수 있다.

여덟 번째, 기름기 많은 음식을 피한다. 지방이 많거나 튀긴 음식을 피한다. 다만, 좋은 단백질 섭취는 권장한다. 출혈과 설사로 인하여 단백질 손실이 일어나고 체중이 감소할 수 있으므로 등심, 안심, 곰탕, 사골 등 양질의 단백질을 주기적으로 섭취하는 것이 좋다.

아홉 번째, 느릅나무, 알로에, 민들레 등은 소염작용이 있어 염증치료에 도움이 되지만, 현재 펜타사나, 아사콜, 살로파크 등 소염제를 복용중일 때는 먹지 않는 것이 좋다. 또한, 이들 약재는 성질이 냉하여 혈액순환을 방해할 수 있으므로 주의해야 한다.

열 번째, 연한 생강차에 꿀을 타서 복용하는 것이 좋다. 생강차에 홍삼, 대추 등을 소량 추가하는 것도 좋다. 생강은 장을 따뜻하게 해 주고 혈액순환을 돕는다. 하지만, 너무 많은 양을 마시거나 진하게 마시는 것은 피한다. 생강은 자극성이 있기 때문이다.

    열한 번째, 꾸준히 운동을 하는 것이 좋다. 운동을 통해 땀을 흘리면 혈액순환이 일어나 장에서 수분 흡수가 증가한다. 또한, 성장호르몬의 분비도 증가하므로 새로운 세포의 재생 작용도 강해진다.

# 암의 예방과 치료

암세포는 불멸의 세포다. 영생을 획득한 세포다. 보통의 세포가 암세포로 변하기 위해서는 수많은 난관을 극복해야 한다. 암세포가 극복해야 하는 난관들을 살펴보면 다음과 같다.

첫 번째, 지속적인 발암물질의 자극이 있어야 한다. 발암물질만으로 암이 되려면 아마 불에 탄 고기를 매일 10년 이상은 먹어야 할 것이다. 폐암을 일으키는 담배조차도 암세포를 만들려면 30~40년이 걸린다.

두 번째, 발암 유전자가 만들어져야 한다. 발암물질에 의한 것이든, 바이러스 감염에 의한 것이든, 활성산소에 의한 것이든 정상 세포의 DNA 속에 있던 정상 유전자가 돌연변이를 일으켜 발암 유전자가 만들어져야 한다. 하지만, 인간의 DNA는 손상이 되면 수리 과정을 거치게 되어 있고, 이를 대비해 똑같은 유전자가

한 쌍씩 준비되어 있다. 그래서 이 난관을 뚫는 것도 쉬운 일이 아니다.

세 번째, 암 억제 유전자의 감시를 피해야 한다. 우리 몸의 모든 세포에는 암 억제 유전자가 들어 있다. 발암을 일으키는 유전자 돌연변이가 일어나 세포 증식이 가속화되면 암 억제 유전자가 작동을 시작한다. 그래서 세포 증식을 억제하기 위해 신호 단백질을 분비하거나 세포 자살을 유도한다. 이러한 암 억제 유전자는 하나만 존재하는 것이 아니다. 여러 개의 암 억제 유전자가 동시에 존재하고, 이것들이 동시에 작용을 멈추어야만 암세포가 자라날 수 있다. 가장 대표적인 암 억제 유전자는 p53이다. 또한, 암 억제 유전자는 한 쌍의 DNA 속에 두 개가 존재하므로 이들이 동시에 사라져야만 암세포가 증식할 수 있다. 이렇게 한 쌍이 모두 없어지려면 세포가 한 번 분열할 때마다 약 10억 분의 1 정도의 확률이 필요하다고 하니 거의 불가능에 가까운 일로 보인다.

마지막으로, 암세포가 지속적으로 발암물질의 자극을 받아 발암 유전자를 형성하는 등 암 억제 유전자의 작용을 피하고 나면 이번에는 더 강력한 인체의 파수꾼을 만나게 된다. 그것은 백혈구다. 백혈구의 일종인 자연 살해 세포(natural killer cell)는 전문적으로 암세포를 인식해서 살해하는 역할을 한다. 하루에도 수백 개의 이상 세포와 암세포가 발생하지만, 암에 걸리지 않는 이유는 이 NK세포 덕분이다.

정상 세포가 암세포가 되어 불멸의 삶을 얻기 위해서는 이렇게 엄청난 고난을 겪게 된다. 그야말로 암세포 자신의 입장에서 보았을 때는 눈부신 성공인 것이다. 그 암세포를 가진 인간의 입장에서는 불행이지만 말이다. 이렇게 모든 난관을 뚫고 자라난 암세포를 없애는 것은 사실상 매우 어렵다. 여러 가지 항암제가 출시되고 있지만, 어느 하나 만족할 만한 효과를 보여 주지 못하고 있다. 뉴스에서는 날마다 수많은 항암제 개발에 대한 소식이 들려온다. 하지만, 개발 초기의 환상적인 기대는 사라지고 막대한 부작용으로 희생자만 양산하고 있는 실정이다. 그래서 암 치료와 정복은 암의 예방에서 해답을 찾아야 한다. 『세포의 반란』을 쓴 로버트 와인버그는 그의 책 말미에서 이렇게 말한다.

 "어떤 질병의 치료법은 그 질병의 원인을 이해함으로써 가장 쉽게 찾을 수 있을 것 같다. 따라서 암과 관련된 유전자와 단백질에 관해 얻은 최근의 지식을 통해 우리는 암 정복에 한층 다가설 수 있어야만 한다. 하지만, 암의 궁극적인 원인은 사실 개별 세포의 바깥쪽 먼 곳, 즉 우리의 주위 환경과 우리가 먹는 음식, 호흡하는 오염된 대기에서 시작된다. 따라서 암 발병률을 현저하게 낮추기 위해서는 이러한 암의 궁극적인 뿌리를 본격적으로 생각해 볼 필요가 있다. 유전자와 단백질에 관한 지식은 여기에서 별 도움이 되지 못한다. 지난 두 세기 동안 다른 주요 질병이 보여 준 선례의 교훈은 분명하다. 즉, 개인위생과 영양, 깨끗한 물, 예방 접종을 통해 사망률이 감소했던 것이다. 이 사실을 암으로 확대해 보면, 암으로 인한 사망률을 크게 낮추는 일에는 마찬가지로 새로운 치료법을 발견하는 것보다 암을 예방하는 편이 더 큰 도움이 될 것이다."

암은 주로 반복적인 손상이 있는 곳, 그러니까 염증이 생기고 치료되고 또 염증이 생기고 치료되기를 반복하는 곳에 잘 발생한다. 예를 들어, 위염이 만성위염이 되고 위축성위염과 장상피화생을 거쳐 위암이 되고, 간염이 반복적으로 발생하여 만성간염이 되고, 이것이 오래되어 간암이 되고, 대장 내에 발암물질이 장기간 장점막을 자극한 결과 대장암 등이 발병한다. 또 장기간의 흡연이 폐 세포를 지속적으로 자극하고 견디지 못한 폐 세포는 폐암세포로 변한다. 그러니까 염증과 치유에 의해 분열을 거듭하던 세포가 이제 더 이상 세포 재생을 하지 못하고 죽어야 할 마지막 순간에 '나 돌아갈래'를 외치며 무한 분열 단계로 전환되는 것이 바로 암인 것이다.

그래서 모든 세포는 장기적으로 염증 상태를 반복하게 내버려 두면 세포 위축의 단계를 거쳐 DNA 손상을 초래하고, 결국 암으로 진행된다. 대부분의 암이 상피세포가 있는 곳에 집중된 이유도 이 때문이다. 상피세포란 입, 위, 소장, 대장 등 소화기관과 폐, 기관지, 생식기 등의 표면 세포를 말한다. 손상 위험이 큰 곳의 세포는 빨리 자라고, 빨리 자라는 세포는 변형되기 쉽다.

암의 치료를 수술요법과 항암제, 방사선요법에만 의존해서는 안된다. 수술은 오진이 너무 많고 암세포 확산의 빌미를 제공한다. 항암제와 방사선치료는 득보다 실이 많다. 암세포보다 정상 세포를 더 많이 죽이기 때문이다. 심지어는 병원을 떠나 산으로 간 암 환자들의 생존율이 더 높다는 말이 있을 정도다.

이미 암이 되고 난 후의 치료는 사실 너무나 힘겹고 어렵다. 그래서 암 치료는 하나의 암세포가 자라기 전, 즉 '암의 예방'부터 시작해야 된다. 지금 당장 담배를 끊고, 술을 끊고, 커피를 끊고, 육식을 줄이고, 인스턴트식품을 줄이고, 스트레스를 줄이면서 운동을 시작해야 한다. 반복되는 염증을 줄이기 위해 자율신경을 조절해야 한다. 과열된 교감신경을 억제하고, 생명의 근원적 에너지를 생산하는 부교감신경을 강화하고, 혈액순환을 살리는 노력이 암을 예방하는 가장 손쉬운 방법이 된다.

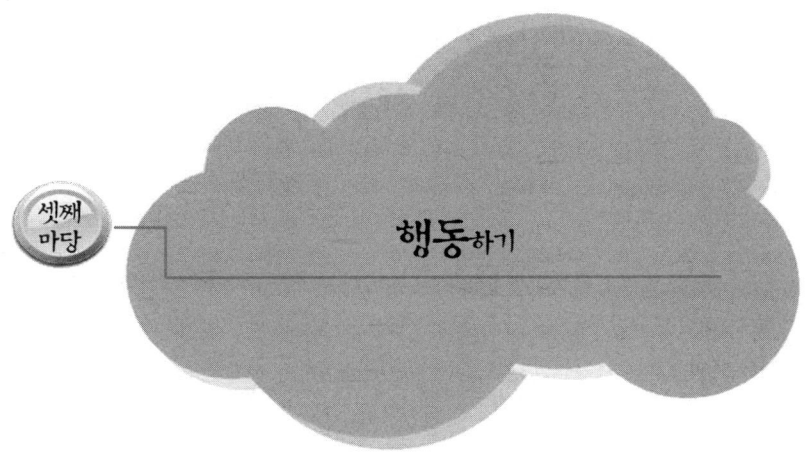

## 셋째 마당: 행동하기

뭔가를 해야 한다.
성공을 위해서든, 건강을 위해서든 뭔가를 해야 한다.
시작이 반이라고 했다. 질병치료에 있어서도 마찬가지다.
건강을 위해 뭔가를 시작한 사람은
이미 치료가 절반은 되었다고 생각해도 좋다.
인생이 아무리 운칠기삼(運七技三)이라고 해도
일곱 개의 운을 잡기 위해서는 세 개의 노력이 필요하다.
긍정적인 마음도 필요하다. 플라시보는 우연이 아니다. 진통제를 몰래
맞은 사람은 진통 효과가 없다. 진통제를 최신 제품으로 맞은 사람은
기대 이상의 효과를 본다. 마음이 뭔가를 하기 때문이다.
이제 시작하자.

## 질병은 불안을 먹고 자란다

질병은 불안을 먹고 자란다. 많은 환자가 실제 질병의 고통보다 자신의 병이 낫지 않는 병일지도 모른다는 의혹 혹은 이대로 병이 더 심해져 암 같은 불치병이 되는 것이 아닌가 하는 공포감에 더 불안해 한다. 사실 질병을 앓다보면 이런 생각이 안들 수가 없다. 항상 자신이 겪고 있는 질병의 고통이 무엇보다 크게 느껴진다. 하지만, 대부분의 불안감은 아직 일어나지 않은 일인 경우가 많다. 아직 자신의 병이 그만큼 진행되지도 않았으며, 또 얼마나 진행될지 모르는 경우가 허다하다. 실제로 대부분의 질병은 악성이 되기보다는 치유가 된다는 사실을 잊어서는 안되겠다. 따라서 아직 오지도 않은 병(미래)을 걱정하기에 앞서 그렇게 되지 않으려면 어떻게 해야 할지 행동을 결정해야 한다.

술 담배는 끊지 않고, 약으로만 해결하려고 해서는 안된다. 과로는 어쩔 수 없으니 보약으로 피로를 없애 달라는 사람도 있다. 약이 아무리 효과가 좋다 해도 술 담배를 이길 수는 없다. 보약이 아무리 좋아도 휴식이 꼭 필요한 이유와 같다. 다시 말하면 몸의 건강을 위해 약을 찾기 전에 내가 할 수 있는 모든 노력을 해야 한다. 약의 효과는 그런 노력과 함께 했을 때 진정 빛을 발한다.

사람이 살면서 사회적으로, 경제적으로 성공하기 위해서는 엄청난 노력이 필요하다. 남들 잘 때 공부하고, 남들이 하지 않는 궂은일을 마다하지 않고 열심히 해야만 성공의 열매를 따먹는다. 건강도 마찬가지다. 건강하게 살기 위해서는 그만큼의 노력이 필요하다. 저절로 오는 성공이란 결코 없다.

모든 병은 낫기 위해 존재한다. 인체의 세포는 끊임없이 복제되고 변한다. 내 몸의 변화를 일으키는 주체는 나 자신이다. 내가 먹는 음식, 내가 하는 행동, 나의 생각에 의해 내 몸은 만들어진다. 불안을 먹으면 불안이 커지고, 희망을 먹으면 희망이 자란다.

궤양성대장염이나 크론병 혹은 혈소판감소증, 위축성위염, 장상피화생 등의 난치병을 앓고 있는 환자는 병원을 갈 때마다 '이 병은 낫지 않으니 평생 약을 먹으라'는 말을 자주 듣는다고 한다. 고혈압, 당뇨병, 고지혈증 같은 생활 습관병을 지닌 환자 역시 이런 말을 듣는다. 이렇게 환자에게 치료도 하기 전에 '이 병은 낫지 않는다'라고 선언한 후 치료에 임하면 과연 치료가 될 수 있을까?

오늘날은 의학이 매우 발전하여 예전 같으면 손도 쓰지 못할 질병이 많이 치료되고 있다. 반면 치료가 불가능한 질병도 그에 비례하여 늘어나고 있다. 과연 이유가 무얼까? 그야말로 모순을

드러내는 상황이 아닐 수 없다. 혹시 질병이 사람의 삶에 필요한 요소는 아닐까? 고통스런 인생을 피하기 위한 도피처가 혹시 질병은 아닐까?

　질병은 세균이나 바이러스에 의해서만 생기는 것이 아니다. 자신의 심리 상태가 몸의 방어력을 변화시키고, 그 틈을 타 세균이나 바이러스가 침입할 수 있는 빌미를 제공하고, 또 자기 감시 기능이 떨어져 자가 면역 질환이나 암이 발병하기도 한다. 특히 심리 상태는 자율신경의 교란을 야기하므로 우울증이나 불안증, 공황장애까지도 야기할 수 있다. 즉, 환자의 정서적 환경과 상태가 질병 발생의 토대가 될 수 있다는 말이다.

　그래서 질병 치료가 전적으로 의사의 처치와 약물 투여만으로 이루어질 수 없다. 의료진의 정확한 진단과 치료도 필수적이지만, 실제로 약을 먹고 치료를 받는 것은 환자 자신이기 때문이다. 환자가 나을 수 있다는 믿음이 강하면 강할수록 병이 나을 확률은 높아진다. 3개월밖에 살지 못한다는 암 선고를 받고 포기한 사람은 진짜 3개월밖에 살지 못한다. 이는 생체 시계가 그렇게 작동하기 때문이다. 그러나 꼭 살아야겠다는 의지로 노력한 사람이 기적적으로 생명을 연장했다는 소식을 신문이나 텔레비전을 통해 자주 볼 수 있다. 내가 믿는 대로 나의 몸 상태가 변한다. 곧 믿음이 결과를 만든다.

　'아직 잘 모르는 것'과 '불가능한 것'의 차이는 크다. 아직 잘 모르는 것은 언젠가 알 수 있다는 희망이 있다. 그러나 불가능하다고 믿기 시작하는 순간, 이미 모든 것은 끝난 것과 다름이 없다.

# 고통 극한의 법칙

통증이 없는 세상은 정말 행복할까? 통증은 인간에게 어떤 의미가 있는 것일까? 통증은 한마디로 알람 시스템이다. 통증은 우리가 하지 말아야 할 것을 알려 준다. 뜨거운 솥을 만진 손가락은 그 느낌이 뇌로 전해지기도 전에 척수의 명령에 따라 손을 뒤로 뺀다. 잠시 후, '앗'하는 비명을 지른다. 투수가 던진 야구공에 맞아 부상을 당해본 선수는 몸 쪽으로 오는 공을 무의식적으로 피한다. 이전의 고통스런 기억이 몸속에 잠재해 있기 때문이다.

만약 고통이 없다면 이런 알람 시스템이 혼란을 겪게 될 것이다. 전혀 아픈 줄 모르고 요리를 열심히 하다보면 손은 온통 화상 투성이가 될 것이다. 망치질을 하는 목수의 손가락은 성할 날이 없을 것이다. 근육통 없이 축구 경기를 할 수 있다면 사흘 밤 사흘 낮 동안도 할 수 있을 것이다. 심장이 견뎌주기만 한다면 말이다.

물리적인 통증 외에 정신적인 통증도 있다. 욕망을 떨치지 못하고 괴로워하거나 사랑하는 사람과의 이별, 참을 수 없는 분노 등도 엄청난 고통을 준다. 만약 이런 정신적 고통이 없다면 사회는 질서를 잃고 아비규환이 되어 버릴 것이다. 이렇게 통증이란 이제 더 이상 우리의 근육이나 관절 혹은 정신이 견딜 수 없음을 알려 주는 알람 신호다.

실제로 통증을 전혀 느끼지 못하는 '통각 결여증'이라는 신경 질환이 있다. 다리에 궤양이 생기거나 무릎 관절이 망가져도 알지 못하고, 다리뼈에 금이 가도록 무작정 힘을 주기도 한다. 심지어는 발가락 하나가 떨어져 나간 지도 모른 채 외출에서 돌아오기도 한다. 통증 감각을 느끼지 못하기 때문이다.

이렇듯 통증은 '이제 그만 쉬어야 함'을 말해 준다. 부러진 손목은 자신을 더 이상 움직이지 못하도록, 손목을 움직일 때마다 엄청난 고통을 준다. 과로로 온몸이 쑤시고 아프고 머리가 지끈지끈한 것은 이제 그만 쉬고 잠을 좀 자라는 의미다. 감기 몸살로 온몸이 아픈 것도 감기 바이러스와의 전투에 면역 체계가 온 힘을 쏟을 수 있도록 나머지 기관은 쉬고 있으라는 신호다. 요컨대 통증은 우리 몸이 정도를 넘어 과열되고, 돌이킬 수 없는 손상을 입지 않도록 도와주는 안전판이다.

또한, 고통은 사람에게 뭔가를 이룰 수 있는 긍정적인 힘을 주기도 한다. '대부분의 위대한 발견은 죽을지도 모르는 극한 고통 속에서 이루어진다'라는 말이 의미하듯이 사람은 고통이 극에 달했을 때 비로소 뭔가 행동을 하고 깨달음을 얻는다. 이렇게 고통은 우리들에게 신체와 정신의 손상을 막아 줄 뿐만 아니라 앞으로 나아갈 수 있는 힘도 준다. 고통은 매우 고마운 삶의 영양분이다. 진정으로 즐기는 자에게만 열매를 나누어 준다. 첫맛은 쓰지만 뒷맛은 달다.

# 뇌를 경작하라

## 호문쿨루스

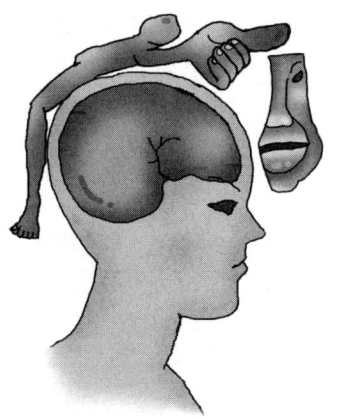

우측의 그림을 호문쿨루스라고 한다. 사람의 뇌 감각과 운동영역을 인체 외부 기관의 운동과 감각영역으로 대응시켜 놓은 그림이다. 그림을 자세히 관찰해 보면 손가락이나 입처럼 감각이 예민한 곳은 넓은 부분을 차지하고 발가락이나 등처럼 감각이 무딘 곳은 상대적으로 좁은 부분을 차지한다. 캐나다의 신경외과 의사인 팬필드가 뇌의 각 부분을 전기 자극하면서 자극을 받는 부분을 하나하나 찾아 그려낸 일종의 뇌 지도다. 하지만, 현재 밝혀진 기능성 뇌의학에 의하면 이렇게 정확히 감각과 운동을 담당하는 곳이 정해져 있지 않다고 한다. 즉, 모든 감각과 운동 능력을 보편적으로 뇌의 여러 부분에서 동시에 관여하고 처리한다는 것이 현재의 견해다.

우리가 여기서 눈여겨볼 것은 많이 사용하는 부분은 담당하는 영역이 더 넓다는 것이다. 손은 감각이 아주 예민하며 정교하게 움직이고 인간의 삶에 있어서 한시도 쉬지 않고 사용되는 부분이다. 그래서 그것을 담당하는 뇌 영역이 상당히 넓다. 하지만, 등이나 발처럼 감각이 예민하지 않은 부분은 뇌 담당 영역이 아주 좁은 것을 알 수 있다. 등의 감각세포는 대개 직경 약 6센티미터 정도의 영역을 하나의 구역으로 인식한다. 그래서 우리는 등의 가렵고 아픈 부분을 정확하게 찾아낼 수 없다.

여러분은 팔이 없어 발가락으로 글을 쓰거나 그림을 그리는 사람을 본 적이 있을 것이다. 아주 능숙하게 발가락과 하지를 사용하여 여러 가지 도구를 다루고 수저로 밥을 먹기도 한다. 손을 대신하여 발가락의 감각과 운동 능력을 끊임없이 갈고 닦은 결과다. 이렇게 발이 손을 대신하여 그 능력이 향상되면 뇌의 담당 부분도 동시에 강화된다. 그래서 그 사람의 뇌에 있는 발가락 담당 영역은 정상인의 손가락 영역만큼 커진다.

이렇게 뇌세포의 기능은 반복 학습에 의해 강화되기도 하고 무관심에 의해 퇴화되기도 한다. 텔레비전에 자주 출연하는 소위 '달인'의 능력은 이러한 반복 학습과 뇌의 담당 영역 확장으로부터 기인하는 것이다.

사람의 뇌는 고정되어 있지 않다. 생을 살아가면서 계속 변한다. 갓 태어난 아이의 뇌세포는 어른의 뇌세포보다 숫자가 더 많다(자라면서 숫자가 줄어든다). 그런데 어른의 그것에 비해 뇌세포간의 연결은 부족하다. 보고, 듣고, 만지고, 맛보고, 냄새 맡으면서 새로운 연결이 생기고, 복잡성이 증가해 간다. 수많은 학습과 사색, 경험을 통해 불필요한 세포는 제거되고 각각의 분야에 특화된 뇌세포의 시냅스 연결은 증가한다. 심지어 성격조차도 계속 변해 약 50살 정도가 되어야 안정된 성격이 형성된다고 한다.

사람이 살면서 늘 하던 것은 습관이 되고, 습관은 무의식중에 행동으로 나온다. 공부도 마찬가지다. 처음부터 잘하는 사람은 없다. 반복된 학습이 머릿속에 하나하나 뇌세포간의 연결을 만들고, 기억을 만들고, 문제 해결 능력을 길러 준다. 또 새로운 기억에 의해 덜 중요한 기억은 지워진다. 사람의 기억은 휘발성이 그 무엇보다 강하다. 머리가 좋건 나쁘건 한번 본 내용은 일정 시간이 지나면 모두 사라진다. 하지만, 같은 내용을 계속 반복하면 그 기억과 생각은 점점 강화된다. 머리가 좋은 사람은 단기적 기억능력이 뛰어나다. 그래서 벼락치기 공부에 아주 능하다. 하지만, 장기적 기억능력은 머리가 아무리 좋더라도 반복 학습이 없으면 안된다. 그래서 엉덩이가 무거운 사람이 장기적으로 더 좋은 성적을 낸다.

예를 들어 박지성 선수의 발 움직임을 담당하는 뇌 영역은 상당히 넓을 것이다. 공을 자유자재로 다루기 위해서는 발의 움직임이 활발해야 하고, 발의 움직임을 늘 연습하다보면 발 영역이 넓어질 수밖에 없다. 이승엽 선수의 경우는 팔의 감각과 움직임이 더 넓은 뇌의 영역을 차지할 것이다. 방망이로 날아오는 공을 쳐

내기 위해서는 수많은 경우의 수에 대응하는 팔의 움직임이 요구되기 때문이다. 수학자는 숫자를 다루는 뇌 영역이 넓을 것이고, 기계공은 도구를 다루는 영역이 넓을 것이고, 술꾼은 술의 맛과 향을 느끼는 영역이 넓을 것이다. 대신, 관심이 없는 분야의 기억을 담당한 뇌세포는 서서히 사라진다.

뇌의 능력은 감정에 의해서 더욱 강화된다. 망할지도 모른다고 생각되는 두려움에서 출발한 공부가 머릿속에 더 오래 남는다. 뭔가 절박한 처지에서 했던 행동이나 생각은 좀처럼 기억에서 지워지지 않는다. 사람의 뇌 속에는 편도체라는 부분이 있는데, 이곳에서 감정이 개입된 생각과 행동과 기억을 더욱 강화시켜 주는 역할을 하기 때문이다.

사람에게 능력이 있다는 것은 집중력이 있다는 것을 의미한다. 집중할 수 있는 능력 없이 무언가를 처리해내기는 힘들다. 집중한다는 것은 뇌의 한 부분을 더 깊게 활용한다는 것을 뜻한다. 즉, 강화된 뇌의 연결을 더 활발하게 사용한다는 것을 의미한다. 공부할 때 공부에 집중하고, 운동할 때 운동에 집중하고, 음악을 들을 때 음악에 집중하는 것을 말한다. 이렇게 집중하고 있을 때 그에 사용되는 뇌세포 영역과 연결은 더욱 강화된다.

사랑에 집중하면 사랑 영역이 강화된다. 분노에 차 있으면 분노 영역이 강화된다. 질병에 집중하면 질병이 강화된다. 위장병을 예로 들어 보자. 음식을 먹고 나면 속이 쓰리고 아프다. 음식이 지나가는 길목마다 복통이 느껴지고, 가스가 차서 소리가 나며 답답하다. 그래서 음식을 먹으면서 음식물이 위장의 어느 부분을 지나고 있는지 의식하고, 음식이 장을 통과하는 고통을 생각한다. 어제보다는 오늘 20퍼센트 정도 더 답답함이 증가함을 느끼고, 위장에서 소장으로 음식이 내려가는 길목의 염증을 느끼고, 이동하는 시간이 점점 길어짐을 느낀다. 소장으로 내려온 음식은 제대로 소화되지 않고, 가스를 발생시키고, 복통을 유발한다. 하루 종일 뱃속의 불편함에 집중하고 그것만 생각한다. 그리하여 뇌의 소화기관을 담당하는 영역은 점점 넓어지면서 그 기능이 강화된다.

그래서 질병을 치료할 때 '신경 분산'이 치료의 한 방법으로 요구된다. 현재 나의 뇌가 집중하고 있는 대상을 바꾸는 것이다. 아픈 부분에 집중하여 강화시키기보다는 다른 생각을 불러내 그 신경 경로의 강화를 차단하자는 것이다. 그래서 취미생활과 운동의 필요성을 요구하고, 호흡을 강조하고, 동해바다 푸른 물(오감자극법)과 같은 주문을 외우게 하는 것이다.

뇌 속의 신경 경로를 부정적인 생각으로 강화하면 치료에 도움이 되지 않는다. 긍정적이고, 건강하고, 행복한 신경 경로를 만들어 그것을 강화해야 한다. 건강하고 행복한 신경 경로는 치료 에너지를 만들어 낸다. 반복과 집중은 기적을 낳는다. 뇌는 자신이 스스로 경작하는 것이다. 콩 심은 데 콩 나고 팥 심은 데 팥 나는 법이다.

# 살면서 하지 말아야 할 세 가지

건강에 조금이라도 관심이 있는 사람이라면, 몸에 좋은 음식에 대해 한번쯤 생각해 보았을 것이다. 온갖 텔레비전 프로그램에서 몸에 좋은 음식을 소개하고, 홈쇼핑에서는 건강식품에 대한 예찬이 끊이지 않는다. 이들이 소개하는 간에 좋은 음식, 폐에 좋은 음식, 혈액순환에 좋은 음식들을 모두 찾아 먹으려면 1년 365일이 모자랄 지경이다.

삶이란 살아 있는 생명을 유지하는 과정이다. 생명을 유지하기 위해서는 반드시 에너지가 필요하다. 에너지가 있어야 체온을 유지하고, 생명 현상을 발현하고, 고장 난 세포를 수리할 수 있다. 그리고 에너지를 만들어 내기 위해서는 먹어야 하고 숨 쉬어야 한다. 그러므로 먹는 것은 삶의 과정에 있어서 기본 중의 하나다.

그럼 어떤 좋은 것을 먹어야 할까? 음식은 골고루 그리고 즐겁게 먹는 것이 가장 좋다. 좋은 음식을 찾아 먹는 것보다 더 중요한 것은 나쁜 것을 피하는 것이다. 매일 서너 잔의 커피를 마시고, 술을 물마시듯 하고, 줄담배를 피워대고, 맵고 짜게 먹고, 과식하고, 바쁘다는 핑계로 패스트푸드로 대충 때우고 해서는 아무리 몸에 좋은 것을 찾는다 해도 소용이 없다. 차라리 텔레비전 프로그램에서 매일 서너 개씩 소개되는 몸에 좋은 음식을 모두 따라 먹으면 더 나을지도 모르겠다. 그리하면 좋은 음식을 골고루 먹게 되니 말이다.

이제부터는 생각을 반대로 하자. 매일매일 매 끼니마다 이것이 몸에 좋을지를 생각하는 대신 이것이 내 몸에 얼마나 해가 될까를 생각하자. 그러면 음식으로 인한 해는 모두 없어질 것이다. 몸에 좋은 음식은 따로 있지 않다. 나쁜 것을 피하기만 하면 된다. 나쁜 음식을 구별하는 것도 전혀 어렵지 않다. 술, 담배, 커피 딱 세 가지만 피하자.

먼저, 술은 위장관 전체의 염증을 증가시킨다. 궤양도 일으키고, 출혈도 일으킨다. 그리고 간 기능을 저해하여 문맥순환 장애를 일으킨다. 에너지를 받아들이는 첫 번째 관문인 소화기관이 망가지면 건강을 논할 수 없다. 알코올을 분해하는 과정에서 나오는 부산물인 아세트알데히드는 뇌신경을 파괴한다. 그래서 술을 마신 사람과는 진지한 대화가 되지 않는다. 했던 말 또 하고, 그 말을 또 한다. 기억력도 점점 나빠지고 필름이 끊기기도 한다. 모두 뇌세포가 손상되기 때문이다. 그런 반면 사업상 좋다, 무조건 예스 할 확률이 높아지므로, 제정신이 아니므로 또 함께 망가지면 묘한 동지애를 느끼기도 한다. 그러나 사업이 혹은 친구가 내 건강을 대신해 줄 수는 없다. 술은 후천지기($後天之氣$ : 소화작용)를 파괴하는 대표적 음식임을 잊지 말자.

다음으로, 담배는 선천지기($先天之氣$ : 호흡작용)를 망가뜨리는 주된 식품이다. 담배는 산소 공급을 차단한다. 산소는 생명의 원천이다. 산소가 없으면 사람은 살 수 없다. 에너지대사가 일어나지 않는다. 산소가 없으면 암세포를 제거할 수도 없다. 담배는 산소 대신 일산화탄소를 몸속에 축적한다. 일산화탄소는 연탄가스 중독의 주원인 물질이다. 그래서 담배를 피우는 사람은 늘 피곤하다. 산소가 부족하기 때문이다. 담배는 발암물질을 모두 가진 발암인자 종합 선물 세트다. 현재 폐암은 우리나라 사망 순위의 첫 번째 주자다. 수많은 연구에 따르면 담배가 폐암에만 원인으로 작용하는 것이 아니라고 한다. 위암과 구강암 혹은 신장암 등에도 영향을 미친다고 하니 질병과 암을 걱정하기 전에 금연을 먼저 하는 것이 순서가 아닐까?

세 번째로, 커피는 심장을 과열시킨다. 과열된 엔진은 오작동을 일으키기 쉽다. 잠시 동안 각성 효과를 주지만 오랫동안 사람을 피곤하게 한다. 카페인은 에너지를 미리 당겨쓴다. 잠시 기운이 나지만 금방 지쳐버린다. 카페인은 교감신경을 지나치게 흥분시킨다. 그래서 생산성을 높여 준다. 더 빠르게 더 멀리 더 높이 가게 해 준다. 하지만, 과열된 몸은 더 빨리 망가진다. 택시는 일반 승용차보다 수명이 짧다. 이유는 단 한 가지다. 과로했기 때문이다. 과로는 모든 질병의 원인임을 잊지 말아야 한다. 카페인으로 흥분된 몸과 마음은 묘하게 사람을 불안하게 만든다. 불안감은 일을 그르치는 원인이 되기도 한다. 쉽게 흥분하고, 쉽게 짜증을 내고 경솔해진다. 카페인은 혈압을 높이고 혈당을 올린다. 힘을 쓰려면 혈압도 필요하고 혈당도 필요하기 때문이다. 혈압약 먹고 당뇨약 먹으면서 커피도 한 잔 하는 여유는 버리기 바란다.

최근 유행하고 있는 술과 카페인 음료(에너지 음료)를 섞어 마시는 '에너지 밤(Energy Bomb)'이나 카페인 음료와 이온 음료를 섞어 마신다는 '붕붕 드링크' 등도 모두 카페인 효과를 극대화시켜 교감신경계를 자극하기 위한 방법이므로 우리 몸의 '진기(眞氣)'를 해치는 행위가 된다. 특히 청소년기의 고 카페인 섭취는 뇌 기능을 지나치게 과열시키고 흥분시켜 정서적 안정을 해침은 물론 뇌신경의 정상적 발달을 방해한다. 그래서 우울증이나 불안증, 공황장애의 기초를 형성한다. 미래에 좋은 대학으로의 진학과 좋은 직장을 얻기 위해 현재의 내 몸을 희생한 결과치고는 그 대가가 너무 크다고 하겠다.

만성피로의 주범도 이들이다. 이들과 함께 하는 한 우리는 피로를 떨칠 수 없다. 그러면 우리는 왜 술, 담배 그리고 커피(카페인 음료)를 끊을 수 없을까? 도대체 술, 담배, 커피의 공통점은 무엇일까? 바로 중독성이다. 이 세 가지는 합법적인 마약이다. 우리 몸의 신경과 세포는 나의 의지와는 상관없이 각성제를 원한다. 술과 담배 카페인의 과다한 섭취는 모두 뇌신경을 파괴하거나 과열시켜 판단력을 흐리게 한다. 인간이 동물과 다른 이유는 이성이 존재하기 때문이다. 쾌락을 위해 죽을 때까지 버튼을 누르는 실험실의 생쥐와 인간이 다른 이유가 바로 이성 때문이다. 보통의 노력으로는 절대 끊을 수 없는 것을 멀리 할 수 있는 의지는 이성적 판단에서만 나올 수 있다.

이성적 판단은 뇌 기능이 올바를 때 이루어진다. 또한, 자율신경 조절이 정상적이어야만 올바른 이성적 판단이 가능하다. 교감신경이 지나치게 흥분한 상태에서는 이성적 판단이 어렵다. 부교감신경이 활발해야 한다. 내장이 튼튼해야 교감신경의 과흥분을 막아 주기 때문이다. 혈액순환이 잘되어야 한다. 에너지[진기(眞氣)]가 풍부해야 신경이 안정되기 때문이다.

집중하라. 목표는 건강하게 사는 것이다.

# 자율신경 조절과 혈액순환 개선을 위한 CNC(care and cure) 훈련법

## 1. 호흡법

호흡은 생각의 고리를 끊고, 감각을 분산시킨다. 그래서 호흡에 집중하면 스트레스와 통증 그리고 집착에서 벗어날 수 있다.

호흡은 삼단계로 나누어 하면 편하다. 먼저 들이쉬고→잠시 멈추고→다시 내쉬고를 반복한다. 이때 가장 중요한 것은 들이쉰 다음 잠시 멈추는 것이다. 숨을 멈추게 되면 호흡에 온전히 집중할 수 있기 때문이다. 숨의 깊이와 길이는 상관없다. 자연스럽게 할수록 더욱 좋다. 장소와 시간에도 구애받을 필요가 없다. 아무 때, 즉 스트레스나 긴장 혹은 통증과 복잡한 생각이 머리를 떠나지 않을 때 사용하면 된다. 몸이 편할 때도 수시로 연습하면 비상시에 저절로 대응할 수 있게 된다.

단전호흡도 좋은 방법이다. 정자세로 앉아 인체의 모든 기의 흐름을 단전으로 모으는 방법도 좋고, 반대로 단전의 모든 기운을 사지 말단으로 보내 체외로 배출하는 것도 좋다. 현대인의 경우 많은 스트레스와 독소가 체내에 쌓여 있으므로 모으는 방법보다 배출하는 방법이 효과가 있는 경우가 많아 필자는 내뱉는 호흡법을 선호한다. 실제로 숨을 들이쉴 때는 교감신경이, 숨을 내쉴 때는 부교감신경이 활성화된다.

### 2. 오감 자극법

사람의 뇌는 오감의 자극을 받을 때 모든 뇌의 작업 수준을 한 단계 아래로 내려버린다. 지금 어떤 생각을 골똘히 하고 있다가도 오감의 자극을 받으면 그 생각이 한 단계 아래로 내려가고 오감의 자극이 최상위를 차지하게 된다. 예를 들어, 월말 결제에 대해 고민하고 있을 때 갑자기 치킨 생각이 나면 치킨에 대한 후각자극이나 치킨의 맛이 떠오르면서 침이 돌게 되고 배가 고파짐을 느끼게 된다. 이때 월말 결제에 대한 생각은 한 단계 아래로 내려가고 그 중요도가 떨어진다. 그래서 오감을 체계적이면서 지속적으로 자극하면 스트레스와 통증 그리고 집착을 줄일 수 있다. 그럼 어떻게 오감을 자극할까? 그 방법은 주문을 외우는 것이다.

(1) 동해바다 푸른 물, 파란 하늘, 빨간 등대
(2) 뺨을 스치는 시원한 바람, 차가운 바닷물
(3) 갈매기 소리, 뱃고동 소리
(4) 소나무 향기, 짠 냄새
(5) 광어, 우럭, 도다리 맛있는 회와 매운탕

이렇게 시각, 촉각, 청각, 후각, 미각 등의 감각을 불러오는 주문을 외우게 되면 머릿속의 복잡한 생각이나 고통은 한 단계 수준이 낮아지고, 새롭고 건강한 신경 네트워크가 형성된다. 사람의 뇌는 실제와 상상을 구별하지 못한다. 그래서 생각만으로, 주문을 외는 것만으로도 치료 효과를 볼 수 있다. 오감 자극법의 효과는 '신경 분산의 효과와 같다. 주문의 내용은 각자의 개성에 따라 달리 만들어도 좋다.

### 3. 눈동자 운동법

눈동자를 움직이는 것은 뇌를 환기시키는 아주 좋은 방법 중의 하나다. 복잡한 생각이나 정신적, 육체적 고통이 있을 때 눈동자 운동을 하게 되면 뇌의 신경 네트워크가 재조정된다. 과다한 스마트폰 사용과 모니터 작업으로 발생하는 안구건조증에도 도움이 된다. 방법은 다음과 같다.

(1) 눈동자를 좌우로 천천히 움직인다(양손의 엄지를 세우고 어깨너비로 벌린 다음 좌우의 엄지를 교대로 쳐다본다. 10~30회 정도 하면 좋다).

(2) 눈동자를 좌우로 둥글게 굴린다.

(3) 눈에 힘을 주고 집중한다(엄지손가락의 손톱을 30초에서 5분간 뚫어지게 쳐다본다. 뚫어지게 쳐다보는 훈련은 집중력을 길러 주고 눈의 힘을 길러 준다).

(4) 눈을 감고 엄지와 검지로 눈알을 좌우로 살짝살짝 흔들면서 마사지해 주는 것도 눈의 피로를 풀어 주는 효과적인 방법이다.

(5) 노안을 예방하기 위해 먼 곳과 가까운 곳을 번갈아 보는 연습을 하는 것도 좋다. 수정체의 두께를 조절하는 모양체 근육을

단련하기 위해서다.

### 4. 향기 요법 (아로마테라피)

정신을 맑게 해 주는 아로마 세 가지를 구입하여 매일 번갈아 가며 자신의 주거 공간에 뿌린다. 매일 다른 향기를 맡음으로써 정신을 맑게 하고 지겨움을 피한다. 좋은 냄새로 후각을 자극함으로써 뇌신경 네트워크를 강화한다. 외출 시 향수를 뿌리는 것도 좋은 방법에 속한다. 향수 사용은 자존감을 높여 준다.

### 5. 좋아하는 음악 듣기

자신이 가장 좋아하는 음악을 듣는다. 스트레스가 쌓이거나 머리가 맑지 못하거나 몸이 피곤하거나 정신적, 육체적 통증으로 괴로울 때 자신이 가장 좋아하는 음악을 듣는 것이 좋다. 단, 어두운 음악보다는 밝고 경쾌한 음악이 좋다. 불면증이 있을 때는 머리맡에 조용한 음악을 켜두는 것도 좋다. 여러 가지 음악을 듣다보면 특별히 잠이 잘 오는 음악을 발견하는 행운이 오기도 한다. 악기를 배우는 것도 좋다. 악기를 배우는 행위는 인체의 소근육을 발달시킴과 동시에 뇌신경을 활성화시키는 아주 좋은 방법이다.

### 6. 독서하기

글자를 읽는 것은 뇌신경 네트워크를 강화하는 좋은 방법 중 하나다. 책을 읽으면 뇌신경 네트워크가 강화되어 몸의 조절 능력이 향상되고, 자연 치유력이 증가한다. 지식은 자신감을 길러 줄

뿐만 아니라 질병에 대처하는 능력도 키워 준다. 많이 알면 알수록 불안감이 줄어든다. 책을 읽고 난 후 금방 잊어버려 기억이 나지 않거나 이해가 잘되지 않는다고 실망할 필요는 없다. 어차피 뇌는 휘발성이 강해서 한 번에 모든 것을 기억하지 못한다. 중요한 것은 책을 보는 과정이다. 책을 읽으면서 시간 보내는 습관을 기르는 것이 중요하다. 전공 서적을 읽는 것은 자신감을 길러 주는 데 도움이 된다. 그리고 자기 계발서를 읽는 것은 불안감을 떨치는 데 도움이 된다. 책을 많이 읽을수록 뇌의 네트워크는 더욱 강화되고 몸에 대한 지배력도 증가한다.

### 7. 운동

운동은 모든 치료 행위의 기본이다. 뇌를 튼튼하게 하는 방법은 크게 두 가지다. 하나는 공부를 하는 것이고, 다른 하나는 운동을 하는 것이다. 일주일에 3~4회, 하루 30분~1시간 정도 꾸준히 운동을 하는 것이 좋다. 운동은 심장과 폐를 튼튼히 한다. 심장과 폐가 튼튼해야 혈액순환이 원활해지고, 몸의 에너지 생성에 도움이 된다. 운동의 종류로 걷기나 달리기보다는 헬스를 통한 근력 강화 운동이나 테니스, 탁구, 배드민턴 등과 같이 기술을 배우는 운동이 자율신경 조절에 더 큰 도움을 준다. 걷기는 자동화되어 있어 대뇌피질에 대한 자극이 적기 때문이다. 뭔가 새로운 기술을 습득하는 운동이 대뇌 자극이 더 강하여 뇌신경의 네트워크를 활성화하는 데 도움이 된다.

## 8. 긴장을 완화시키는 혈자리 두드리기

스트레스나 긴장으로 몸에 이상이 발생했을 때 몸의 긴장을 완화하고 신경을 분산시키는 방법으로 혈자리 두드리기를 추천한다.

❶ 태양혈 : 눈의 바깥쪽 쏙 들어간 부분(관자놀이)

❷ 수부혈 : 쇄골의 안쪽 아랫부분의 쏙 들어간 곳

❸ 곡지혈 : 팔을 접으면 팔꿈치의 살이 접히는 부분의 끝

❹ 풍시혈 : 가슴을 펴고 차렷 자세를 할 때 가운데 손가락이 닿는 허벅지의 바깥쪽 부분

❺ 복토혈 : 무릎뼈에서 위쪽으로 12~15센티미터 부분

각각의 혈자리를 좌우 번갈아가면서 10회씩 두드린다. 두드릴 때는 두 번째 손가락과 세 번째 손가락을 이용하여 가볍게 두드린다. 혈자리를 두드릴 때 숫자를 10에서 1까지 거꾸로 세면서 두드린다.

## 9. 책 필사하기

마음을 안정시켜 주는 책을 한 권 정한 다음 노트에 책의 내용 전체를 베껴 쓰면 좋다. 책을 베껴 쓰는 동안 책의 내용을 숙지할 수 있음과 동시에 집중력을 향상시키고, 신경을 분산시키는 효과가 있다. 글쓰기가 어려울 경우 책의 내용을 자신의 목소리로 녹음하여 자신만의 오디오북 만들기를 하는 것도 큰 도움이 된다.

## 10. 하면 된다는 신념 갖기

반드시 명심해야 할 것은 '하면 된다'는 것이다. 안되면 될 때까

지 반복하면 된다. 반복의 힘은 그 무엇보다 강력하다.

### 11. 엎드려 발목 잡기

첫째, 엎드려 양쪽 발목을 잡는다. 배는 바닥에 붙이고 몸을 뒤로 젖혀 양쪽 발목을 동시에 잡는다. 고개도 젖히고 허벅지가 땅에서 떨어지도록 몸을 둥글게 뒤로 젖힌다.

둘째, 왼쪽으로 기울여 1분간 유지한다.

셋째, 오른쪽으로 기울여 1분간 유지한다.

넷째, 똑바로 1분간 유지한다.

다섯째, 세 번 반복한다.

'엎드려 발목 잡기'는 서서 할 수도 있다. 선 자세에서 한쪽 손을 책상이나 벽을 짚어 몸을 고정한 후 반대쪽 다리의 발목을 뒤로 잡아 젖히면서 고개도 뒤로 젖히는 방법이다. 누워서 하는 운동을 좌우로 나누어 절반씩 하는 것과 같다(한쪽 손을 고정하는 이유는 넘어지는 것을 방지하기 위함이다).

### 12. 발목 잡고 엉덩이 들기

첫째, 쪼그려 앉아 양손으로 발목을 앞에서 잡는다. 고개는 숙인 상태로 준비한다.

둘째, 양손으로 발목을 잡은 상태에서 엉덩이를 위로 치켜든다.

셋째, 고개는 숙인 상태이므로 엉덩이가 올라가면서 무릎이 펴진다(무릎을 완전히 펴고 잠시 동안 유지한다).

넷째, 앞의 '엎드려 발목 잡기' 운동은 인체의 앞쪽 근육과 인대를 스트레칭하는 반면, '발목 잡고 엉덩이 들기'는 인체의 뒤쪽 근육과 인대를 스트레칭해 준다.

다섯째, 20~100회 시행한다.

## 13. 제자리 뛰기

이 운동은 시간이 없거나 밖으로 나가기 귀찮은 사람에게 아주 좋다. 제자리에서 달리기하듯 뛴다. 약 30분 정도만 뛰면 땀이 난다. 이는 하루 30분 정도만 하면 아주 좋은 운동 효과를 발휘한다. 텔레비전을 보면서도 할 수 있고 직장에서도 할 수 있다. 무엇보다 좋은 것은 아무런 도구가 필요 없고 전혀 돈도 들지 않는다는 것이다. 그렇지만 그 무엇과 비교할 수 없을 만큼 효과는 크다.

## 14. 하체 단련 - 스쾃(Squat)

하체 단련도 좋은 운동법이다. 하체 단련을 통해 혈액순환과 몸의 균형 발전을 도모할 수 있는 것이 스쾃 운동이다. 스쾃은 힙 업에서부터 건강하고 날씬한 허벅지 만들기까지 아주 좋은 운동에 속한다.

스쾃을 하루 200회 정도하면 100칼로리 정도가 소모된다고 하는데, 그 시간은 약 10분밖에 걸리지 않는다. 주로 집에서 텔레비전을 보면서 할 수 있으니 간단하게 운동할 수 있다. 방법은 허벅지가 바닥과 수평이 될 때까지 앉는 자세로 해야 하는데, 이때 무릎이 발끝 앞으로 나오지 않도록 해야 한다. 발끝보다 무릎이 앞으로 나오게 되면 무릎관절에 손상을 입을 수 있기 때문이다.

스쾃은 다리를 날씬하고 예쁘게 만들어 주는 것 외에도 허리와 목을 튼튼하게 해 주므로 디스크와 같은 퇴행성 질환의 발생도 줄여준다. 또한, 대퇴근과 장요근, 복직근 등이 튼튼해지고 복강 내 혈액순환이 좋아지므로 장의 건강에도 도움을 줌은 물론 전립선 질환과 성 기능장애, 소변 실금, 치질, 복부팽만, 변비 등에도 도움이 된다.

### 15. 천지서기

천지서기란 『삼극의학』의 저자인 오수일 원장님이 개발한 방법이다. 전통적 원리에 입각하여 현대인이 쉽게 배울 수 있도록 기공수련을 변형한 것인데, 그 효과가 좋아 여기에 소개한다.

첫째, 기마 자세를 취한다. 이는 무릎을 심하게 굽히지 말고 조금만 굽히면 된다. 단 허리는 꼿꼿하게 세운다.

둘째, 손은 가볍게 모으거나 작은 공을 잡은 듯 둥글게 모으고 배꼽까지 올린다.

셋째, 눈은 감거나 전방을 지그시 바라본다.

넷째, 숨은 발바닥으로 들이쉬고 배꼽으로 내쉰다. 들이쉴 때 발바닥을 생각하고 내쉴 때 배꼽을 생각하면 된다.

이렇게 하루 30분씩 두 번 혹은 1시간을 내리 수련하면 호흡이 아주 좋아진다. 처음에는 30분 이상 서 있기가 쉽지 않을 것이다.

때문에 처음엔 20분씩 잘라서 세 번 시행한다. 시간이 충분치 못하면 효과가 없다. 30분 정도 서 있으면 몸에서 열이 나고 땀이 조금 날 것이다. 머릿속에는 여러 가지 생각이 떠오르게 되는데, 이때 되도록 나쁜 생각보다는 긍정적인 생각을 하는 것이 좋다. 예전의 즐거웠던 추억이나 현재 나를 가장 기쁘게 하는 것 혹은 미래에 대한 설계를 해 보는 것은 어떨까. 잡생각을 버리려고 억지로 머리를 비울 필요는 없다. 그저 뭐든지 생각나도록 내버려 두고, 단지 생각을 정리하는 편이 좋다.

### 16. 바디 스캔

마지막으로 몸과 마음을 이완시키는 한 가지 방법을 더 소개하고 이 책을 마치려 한다. 바디 스캔은 몸과 마음의 긴장을 이완시키는 가장 기본적인 명상법이다. 다음 순서에 따라 생각을 집중하고 따라하는 연습을 1일 2~3회 하다보면 어느새 이완된 몸과 마음을 느끼게 될 것이다. 눈을 감고 가만히 앉아서 또는 누워서 시행해도 좋다. 특히 잠자기 전에 바디 스캔을 시행하면 잠을 아주 깊이 잘 수 있게 도와준다. 아래 내용을 스스로 머릿속으로 읽으면서 시행해도 좋고, 내용을 녹음하여 들으면서 시행해도 좋다.

"가장 먼저 호흡을 가다듬습니다. 호흡을 길게 천천히 하면서 첫 번째 호흡을 배꼽 아래까지 들여보내세요. 그리고 반대의 순서로 내쉬세요. 호흡은 실제로 폐에서만 이루어집니다. 하지만, 상상을 통해 배꼽 아래까지 내려간다고 생각하면 됩니다. 다음으로 발바닥까지 호흡을 보냅니다. 천천히 숨이 폐를 지나 배꼽을 지나 골반을 지나 허벅지를 지나 무릎을 지나서 발목을 통과 후 발바닥까지 닿았다가 다시 역순으로 폐까지 올라온 다음 몸 밖으로 후~ 뱉어냅니다. 좌측 발바닥 한 번, 우측 발바닥 한 번 합니다. 다음으로 호흡을 손바닥까지 보냅니다. 폐를 지나 어깨를 지나고 팔꿈치를 지나서 손목을 통해 손바닥까지 보냅니다. 그리고 다시 폐까지 올라온 다음 몸 밖으로 후~ 내보냅니다.

지금부터 본격적으로 바디 스캔을 시작합니다. 편안하게 누워서 하면 좋습니다. 누울 수 없을 때는 편안한 의자에 앉아서 해도 좋습니다. 지하철이나 버스를 타고 갈 때처럼 어떤 공간에서 해도 좋습니다. 내 몸의 구조와 모양을 상상한 후 그 느낌을 단지 알아차리기만 하면 됩니다. 순서는 틀려도 상관없습니다. 여러 차례 반복하면 더욱 좋습니다. 급하게 하지 말고 최대한 천천히 그리고 충분히 몸과 마음을 느끼고 알아차리도록 하십시오

자, 편안하게 누워서 호흡을 가다듬고 손바닥을 하늘 쪽으로 놓습니다. 나의 온몸이 지면에 닿아 있는 느낌을 느껴봅니다. 먼저 머리를 봅니다. 머리에는 머리카락이 있습니다. 두피가 있고 두개골이 있습니다. 두개골 속에는 두뇌가 있습니다. 뇌는 좌반구 우반구 두 쪽이 있습니다. 아래쪽에는 숨골이 있습니다. 머리는 아래쪽으로 척추뼈에 의해 지탱이 됩니다. 척추뼈는 목뼈가 일곱 개, 등뼈가 열두 개, 허리뼈가 다섯 개 있습니다. 그 아래로 꼬리뼈가

붙어 있습니다. 다시 머리로 돌아옵니다. 머리카락 아래로는 눈썹이 있습니다. 나의 눈썹은 어떤 모양인지 한 번 생각해 봅니다. 그 아래에는 눈이 있습니다. 눈의 모양도 한 번 생각해 봅니다.

눈의 양옆으로 귀가 좌우로 붙어 있습니다. 눈의 아래로 콧구멍이 있고, 콧구멍을 통해 공기가 들어갔다 나왔다 합니다. 그 느낌을 느껴봅니다. 아래로는 입술이 있습니다. 입술 안쪽으로는 치아가 있고 혀가 있습니다. 혀의 움직임을 느껴 보고 질감도 느껴 보세요. 그 안쪽으로는 목구멍이 있습니다. 목구멍 안쪽으로 기도와 식도가 연결됩니다. 기도를 따라 내려가면 기관과 기관지가 있고 폐에 연결됩니다. 폐는 양쪽으로 두 개가 있습니다. 양쪽 폐의 가운데에는 심장이 뛰고 있습니다.

식도를 따라 내려가면 위장이 있습니다. 위장의 위쪽으로 검붉은 색의 간이 붙어 있습니다. 간은 우리 몸의 혈액을 해독합니다. 위장의 아래쪽으로는 십이지장과 소장, 대장이 연결되고, 항문까지 이어집니다. 배의 뒤쪽으로 콩팥이 좌우에 자리 잡고 있고, 방광으로 이어집니다. 배의 아래쪽으로는 남성의 경우 전립선이 자리하고, 여성의 경우 자궁이 자리합니다. 복부는 골반으로 이어집니다. 골반은 대퇴골과 근육으로 다리와 연결됩니다. 대퇴와 허벅지의 느낌을 느껴 보세요. 대퇴는 무릎으로 이어지고 무릎은 발목으로, 발목은 발등과 발바닥으로 이어집니다.

발에는 다섯 개의 발가락이 붙어 있습니다. 엄지발가락부터 새

끼발가락까지 그 공간과 느낌을 알아차려 보세요. 각각의 발가락에는 발톱이 있습니다. 좌우 다리를 각각 느끼고 생각하고 알아차려 보세요. 다시 어깨로 올라옵니다. 어깨는 팔로 이어집니다. 이두박근 삼두박근을 지나 팔꿈치에 이르고 팔꿈치를 지나 아래팔을 지나고 손목으로 이어집니다. 손목은 손등과 손바닥으로 이어집니다. 그 아래에는 엄지손가락에서 새끼손가락까지 다섯 개의 손가락이 위치하는데, 모두 손톱으로 덮여 있습니다. 좌우 상지를 번갈아 느끼고, 생각하고, 알아차려 보십시오 여기까지 도달하였다면 호흡을 가다듬고 처음부터 반복하십시오." 끝

이 책을 읽은 모든 분들께 항상 건강과 풍요가 함께 하길 기원하겠습니다.

혈액순환 장애와 자율신경 실조증

초판 1쇄 펴냄 · 2014년 2월 20일
초판 2쇄 펴냄 · 2016년 8월 20일

지은이 · 김순렬
펴낸이 · 김영식
펴낸곳 · 들꽃누리

서울특별시 광진구 뚝섬로52마길 50 - 4 1층
전화 (02)455 - 6365 · 팩스 (02)455 - 6366
등록 · 제 1 - 2508호
ⓒ 김순렬, 2014

E - mail : draba21@naver.com
ISBN 978 - 89 - 90286 - 42 - 0

이 책은 저작권법에 따라 한국 내에서 보호받는 저작물이므로
저자의 동의 없이는 이 책 내용의 무단 전재와 무단 복제를 금합니다.

*저자와의 협의하에 인지는 생략합니다.
*잘못 만들어진 책은 바꾸어 드립니다.